致力于中国人的心灵成长与文化重建

立 品 图 书 · 自觉 · 觉他
www.tobebooks.net
出 品

字里藏医

徐文兵 著

华龄出版社
HUALING PRESS

责任编辑：梅 剑
责任印制：李未圻

图书在版编目（CIP）数据

字里藏医 / 徐文兵著 .-- 北京：华龄出版社，2020.9
ISBN 978-7-5169-1712-1

Ⅰ.①字…　Ⅱ.①徐…　Ⅲ.①中医学　Ⅳ.①R2

中国版本图书馆 CIP 数据核字（2020）第 135792 号

书　　　名：字里藏医
作　　　者：徐文兵　著
....
出 版 人：胡福君
出版发行：华龄出版社
地　　　址：北京市东城区安定门外大街甲 57 号　　邮　编：100011
电　　　话：010-58122246　　　　　　　　传　真：010-84049572
网　　　址：http://www.hualingpress.com
....
印　　　刷：北京彩虹伟业印刷有限公司
版　　　次：2021 年 2 月第 1 版　　2021 年 2 月第 1 次印刷
开　　　本：787mm×1092mm　1/16　　　　印　张：15.75
字　　　数：100 千字
定　　　价：48.00 元
....

目录

第二辑　从性命谈起

"精"是有形的物质，是化生炁和神的基础。来自父母的"精"在结合的一瞬间，就诞生了新的生命"神"。

控制无形的能量、信息、思想、意识、情绪、情感、智慧的神叫作"魂"；控制有形的身体，影响人的知觉、饥渴、需要、冷暖、排泄等诸多本能的神叫作"魄"。

"思"是自思，也就是考虑自己的事。"想"是相思、他顾，也就是考虑自身以外的事物。

"意"和"志"都是"忆"的结果。"忆"就是思考，忆的结果是"意"，被保存的记忆是"志"。

"安"有保全、稳定、静谧的意思。"定"是相对静止、不变不动的意思。

"宁"，从宀从心从皿从丁，组合起来表述了一种安居、足食、子归、心安的状态。

"疑"是不信,确切地说是相信其相反的那一面。"惑"是一种不确定的心态,面对多种选择而不知所措、犹豫不定。

"忧"是担心、恐惧将来要发生的事。"愁"是一种无能为力,无可奈何的心态。

"怨"是在所愿不得、所欲不遂以后出现的失望、不满的情绪。"恨"是遭受别人侵犯、伤害以后出现的想报复、反击的心理情绪。

"疼"是急性发作的、持续时间短的、浅表的、有灼烧感的、开放发散的、尖锐刺激的疼痛。"痛"是慢性的、长久持续的、深入的、冷凝的、憋胀的、钝挫的疼痛。

"癫"指病入头脑,行为、语言、思想颠倒、错乱。"狂"从犬从王,是丧失人性、称王称霸之意。癫是阴症,阴寒内盛或者阴血不足,都可以导致癫疾发作。狂是阳症,阳气亢进和阳气不足,都可以导致发狂。

气节奏加快。

"肥,多肉也。"形容肌肉丰满,体形大,皮革充盈,并非指脂肪多。"胖,半体肉也。"本义是古代祭祀时奉献的半扇肉,后引申为宽大。

"瘕"指邪气刚刚开始聚集,时聚时散,游走不定的状态。"症"含有有征可循的意思,也就是弄假成真,由瘕而症。"症瘕"描述的是疾病从无形的邪气发展到有形的积聚,并即将质变成癌岩的阶段。

"积"是阴寒的能量凝结而成的深入脏的肿瘤结块,固定不移,痛有定处。"聚"是阳热的能量凝聚而成的无形邪气,时聚时散,发有休止,痛无定处。

"疥"像钻入人体的寄生虫之形,现代医学称之为疥虫。"癣"直接由苔藓变化而来,喻指由真菌感染,导致的接触性传染病。

"痞"形容上下隔绝不通,出现的阴精不化,阳气不升,或阳气上亢,阴寒下凝的否的状态。

"性"是指药物的寒热性质，或使人热，或使人冷。"味"也是以人为本的主观指标，同样把纷繁复杂的药物、食物变得简单明了。

"归"指归属，指药物作用的归属。"经"指人体的脏腑经络。"归经"指对药物作用的定位。

"炮"是把食物包裹起来放到火里烤。"炙"是把肉放在火上，利用火焰顶端直接接触食物，并且利用其辐射和上炎的热气炙烤。

序 一

龙致贤

全国政协委员

世界中医药学会联合会副主席兼副秘书长

北京中医药大学原校长

中医学的传承离不开明师的指点和学生的苦修。子曰："人而无恒，不可以作巫医。"徐文兵大夫的"中医启蒙"系列丛书，凝聚了他数十年追随名医名家学习、苦心孤诣的实践体会的心血。不能说大器晚成，也可谓厚积薄发。作为他的老校长，我由衷地为他感到自豪和高兴。

徐文兵大夫受母亲魏天梅影响，自幼就对中医产生了浓厚的兴趣，并在其母亲指导下，按照中医传统的教育方法，从童蒙时就背诵《药性歌括》《汤头歌诀》《濒湖脉学》。同时在父亲徐恪先生的影响下，阅读了大量藏书，培养出良好的写作习惯和能力。

1984 年，文兵以优异的成绩考上北京中医学院中医系，据负责招生录取的老师讲，志愿表上从第一志愿的重点大学到第三志愿的大专他填的都是中医。次年，文兵的妹妹文波也考进来，兄妹同校，被传为佳话。在校学习期间，文兵不仅痴迷学业，还利用闲暇跟随日后成为他师父的裴永清老师伺诊抄方，而且积极参与、组织院系学生活动，才华横溢，崭露头角，1986 年获得北京中医学院首届任应秋奖金，在《中国青年报》征文比赛中获得一等奖，在中医系医史知识竞赛中获得第一名，在学院组织的演讲比赛中获奖，1987 年光荣加入中国共产党。

1990 年大学毕业，文兵留校先后在大学附属东直门医院门诊办、院办工作。1992 年被医院选派脱产参加国家中医药管理局组织的管理干部英语进修班，结业后回医院筹建和管理医院的外宾门诊。1995 年被调到大学校长办公室工作。他少年老成，处事细心周到，满腔热忱，矢志恢复中医传统，给我留下很深的印象。

1996 年秋，文兵随我去参加全国中医院校校长会议。在南下的列车上，我曾与他促膝长谈，试言其志。文兵流露出对现行中医教育和医疗模式的疑惑，对中医发展逐渐西化、异化的忧虑，以及对行政管理工作的厌倦，坚定地表示宁愿放弃行政升迁机会，也要从事中医专业，试图在涉外中医医疗、教学上闯出一条新路来。余爱其才，嘉其志，1997 年力主选派他赴美讲学。

文兵果然不失其言，在美期间先后顺利考取了全美针灸师和中医师资格，还受到美国针灸协会的嘉奖，被密苏里州堪萨斯市授予荣誉市民称号。1998 年回国后，他毅然辞去公职，创办了北京厚朴中医药研究所，开始了他追求的恢复传统中医教育、医疗模式的追梦之旅。

经过将近十年的含辛茹苦、孜孜以求，现在他的学生遍布世界各地，可谓桃李满天下。他潜心研究身心疾病，颇有心得建树，治疗的患者上至外国元首，下至平民百姓。中央电视台、《人民日报》对他的事迹都有报道，影响日渐深远。今年他的"中医启蒙"系列丛书和英文版中医教材即将出版，这是他十年磨一剑、厚积薄发的结果。

观夫古今，匹夫莽汉，有勇无谋，败事有余。书生犬儒，空谈误国，成事者少。中华民族的复兴，中医事业的振兴，需要有理想、有抱负的人，更需要能够身体力行，为实践理想而放弃虚名浮利，刻苦钻研、开拓创新的人。我也希望热爱中医药事业的人通过阅读"中医启蒙"系列，能有所启迪。

序 二

张晓彤

北京崔月犁传统医学研究中心主任

平心堂中医门诊部主任

我与徐文兵先生一见如故。刚认识时，他就是副教授，但大家都不按世俗常情，只称他"徐大夫"。相处日久，我才看见"徐大夫"这个"官称"后面藏的东西：一个是淡泊名利，谦虚好学；一个是坚持实践，不离临床。

体味古今名中医的成才之路，不外乎两条，即读书与看病，只不过不是一般意义上的，而是更高、更深。读书不仅是通晓古文，精读熟背经典，更要字斟句酌，反复领悟其中的思维方法、内在联系；看病不仅是望、闻、问、切，辨证处方，更要在看病过程中再习经典，反复加深理解。

徐大夫的这一部小书，正是他实践—认识—再实践—再认识过程的体现。这种一文必求其确，一意必析其微的精神，使他在学习、思考、实践中一层层深悟中医之道，一步步攀上中医科学之峰。

我听过徐大夫讲中医，不仅逻辑严密、层次清晰，而且深入浅出、剖析分明。他的讲座没有不伦不类的掺杂，没有似是而非的敷衍。记得有一次给二十多个国家驻华使馆的友人讲什么是中医，其风趣生动的语言和儒雅的翩翩风度，给到会者留下深刻的印象，令他们对中医刮目相看，十分折服。

出于对中国传统文化的共同爱好，我们常在一起说文侃诗，徐大夫思维敏捷，我多能从他的谈话中受到启发。一次谈到中文音韵的阴阳平仄，思及古人造字，除了赋其形，还要定其音，平声属阳，激越高亢，多用于外向表象之事物，仄声则反之。徐大夫竟由此联想到诸多中医用语，依此解释"疼"与"痛"，颇有新意。

"我劝天公重抖擞，不拘一格降人才。"中医事业后继乏人，似乎已成难挽之定局。希望此书的出版，能激励更多的中医后继者多学多思，弘扬岐黄医术，重振中医雄风。

是为序。

自序

我是在把中医的术语翻译成英文的时候，发现自己不识字的。

比如"疼痛"，简单翻译成 pain 就行了。那么单拿出来"疼"或"痛"，又该如何翻译呢？毕竟在古文中，这两个字经常单独出现！疼和痛有什么区别呢？只好去查字典、翻古书、学训诂，到头来反而搞得一头雾水，敢情有的古人好读书不求甚解，有的耍起了太极，搞什么互训，疼者痛也，痛者疼也！翻译中碰到的类似的词汇还有很多，不胜枚举。

在翻译中碰到的另外一个问题，就是很多中医的词汇、概念找不到恰当的英文对应。比如说"气"字，现在都翻译成 energy。可是外国人把石油、能源叫作 energy，而中医把汽油燃烧时的状态，放射出的光、热、动力叫作"气"，这根本就是两个概念。

再比如说"神"，英文教科书都翻译成 mind。确切地说，mind 是中医"意"的意思，翻译成思想也不为过。意是出生以后后天形成的，跟与生俱来、终生不变的神有着本质的不同。把"神"翻译成 spirit、soul 可能更合适一些，但也只能是勉强接近，因为中文的"神"还有天神、造物主的意思，翻译成 god 更合适。中国哲学讲天人合一，也就是天神、人神本为一体，所以用一个字表述，"人神"也就可以翻译成 mini god。更不用说"魂魄"这些词，就更无法翻译了，只能让外国人作为外来语去接受，去学习。

更有代表性的是"五脏六腑"的翻译，简直就是鸡同鸭讲。中医藏象学说讲的五脏六腑，指的是活体在心神控制指挥下的系统功能状态，外国人理解的是解剖死尸肉眼可见的局部形体。不把这个问题说清楚，把脏腑名称对应翻译过去，只能出笑话。如看不见摸不着的"三焦"怎么翻译？

很多中国人整天叫嚷让中国的一切跟外国接轨，唯独中医是个例外，只能让外国人来和中国古人接轨，而不是我们歪曲古意，削足适履，委曲求全去逢迎别人。这样做丧失了人格，替祖宗丢人，也就丧失了中医的精髓。

造成这种歪批胡翻的根源，也是我们自己对古文的不识、不解。身为中国人，对很多汉字认得、写得、读得，可是深究其意，却发现自己根本不识得。

针灸腧穴中肾经的原穴叫作"太溪"，我一直搞不明白什么叫"一条大的小河"，后来查阅繁体字的古书，才知道溪是"谿"的简化字，而"谿"是山谷的意思，比谷略浅略窄。《素问》上说："肉之大会为谷，肉之小会为谿。"说的是在肌肉接近的地方气象。合谷穴肌肉丰厚隆盛，故曰"谷"。太谿在脚踝内侧，肌肉浅薄，故名"谿"。再如，中医的"医"字，繁体字写作"醫"，形象地描述了患者中箭以后，用酒消毒、麻醉，用镊子、剪子手术的抢救过程。而"毉"字则明确指出只有巫才有资格做医生。可是在简化字中，只剩下了"医"，即矢在肉中的意思。

汉字并不是死文字，几千年来也在发展变化。但是万变不离其宗，其根本就是汉字六书：象形、指事、会意、形声、转注、假借。丧失了这个特性，汉字也就失去了魂魄，中国人也就不会再有天赋的形象和抽象思维。

比如今天人们常说"我很穷"，其实他的意思是"我没钱""我很贫"。在古代"穷"是走投无路的意思，比如"山穷水尽""穷途末路"。当现代人把"穷"当"贫"并习以为常，阅读古文就开始闹笑话，以自己浅薄粗鄙的思想去揣测古人。古人云"穷且益坚，不坠青云之志"，成语有"人穷志短"。有人就把"穷"翻译或理解成没钱。

再说"贫"字，本是没有财货的意思，可是北京人把爱说话、话多的人叫作"贫嘴"。一多一少为何扯在了一起？根源在于"贫""贱"两个字经常连用，慢慢地人们就把贱与贫等同起来。贫嘴的意思就是贱嘴，白给的，不尊贵。

比如"舍"和"得"本来是反义词，现在人说舍得、不舍得，结果是把反义词"舍""得"合并，成了"舍"的意思。古人说"凯旋"就是胜利归来，现在人非要在"凯旋"后面加个"归来"。古人讲"精神"是"积精""全神"两个意思，现在人说"精神"就是一个"神"的意思，无神论者还把这个"神"解释成意志和理想。

身为中华人民共和国的公民，大多数人都知道中国的英文是China，还有很大一部分人知道china是瓷器的意思。但是很多人不知道中国为什么叫"中"，不知道"华"是什么意思。我做过很多调查，比率基本如此。

作为中医大夫，我的工作是恢复、唤醒人的自愈能力。作为中医老师，我的任务是对外输出我们的思想和价值观，对内恢复和唤醒国人的自信和自尊。

中医学是中国古人的智慧的结晶，其传承于世，主要靠师徒间的耳提面命、口传心授。其次，靠形诸文字的经典著作。后辈晚辈若无福缘得到明师的点拨而悟道，那就只能靠读书来学习、理解、掌握古人的思想。

本来就有词不达意一说，以语言文字表达的思想，本身就有很多问题，因为意在言外的东西很多。且不说古人的书简、文章在传抄过程中出现错讹、散佚、颠倒，单是文字本身随着时间、地域的变化产生演变，就会导致古今字义、词义很多明显的不同。这就使我们通过读书来掌握古人精神智慧变得很艰难。

艰难也没办法，翻译英文，那就偷懒不得，确确实实地要求落实词义，只能从识字、明义、会意、悟道几个基本步骤去"愚公移山"。笨人用笨办法，我基本上是从与中医有关的似是而非的同义词和近义词入手，辨析字义、词义。我不喜欢腐儒的寻章摘句、罗列资料、毫无主见的训诂方法，而是为了临床教学实用，独立思考、辨析，选择我认为对的解释。

去年，我的专栏题为《咬文嚼字》，在《中国医药报》连载。这要感谢金亮小师妹温柔的督促，使我这个天性懒散的人一周交一次作业，一年下来，集腋成裘，竟有五十篇。由思考落实到文字的过程，又使我灵感凸现，明白了很多字的含义。在报纸上发表，限于篇幅，未能尽意。今年我又修改、润色、翻译，增加了篇幅，使得文章更通俗易懂。感谢王倩引荐了立品图书，同气相求，也就有了此书的出版。

中医启蒙由认识汉字开始，中华文明的复兴从振兴中医开始。信此言不为过，愿就教于有道者！

徐文兵

丁亥年夏至日于北京龙头公寓

第一辑 从健康谈起

健康　中国人的健康理念源于中医的气血理论，也就是气足有力为"健"，经络通畅顺达为"康"。

皮肤　"皮"，是表皮，"肤"，是皮下覆盖的组织，即介于皮肉之间的组织，位置较浅。

腠理　"腠"，是肉眼不可见的表皮间隙，"理"，是肌肉纹路。

肌肉　"肌"，是绷紧、刚硬、发力时的肉，"肉"，是松弛、放松、柔软的表皮纹路。

膏肓　"膏肓"就是骨髓。"膏"，的质地柔软，"肓"，的质地相对坚硬，位置较深。

脂肪　"脂"，是肥厚、成块的硬油，"肪"，是固体的油。

干渴　"干"，指人体内缺乏津液，"渴"，表示主观愿望，是喝水的感觉。

饥饿　"饥"，是吃食不足，不够的意思，"饿"，表示的是量变，同一种主观感觉，同一种物质的量减。

消化　"消"，表示的是量变，"化"，的意思就是转化，是质的变化，新的客观物质的化生，新的物质状态。

精神　"精"，是化生来自父母的"精"，在结合的一瞬间，就诞生了新的生命，"神"，指人体的化生。

性命　"性"，是心生，即活着的心，包括情绪、意识、思想、智慧、记忆，等等，"命"，是有形的物质，智慧的神叫做"神"。

意志　"意"，和"志"，都是"忆"的结果。"忆"，就是思考，"忆"的结果足"意"，是自思，也就是考虑自己的事。

魂魄　"魂"，控制有形的身体，影响人的知觉、饥渴、需要、冷暖、排泄等诸多本能的神叫做"魄"，"魄"，是能感觉到自己的，魂魄控制无形的能量、信息、思想、意识、情绪、智慧的神叫做"魂"。

思想　"思"，是自思，也就是考虑自己的事，"想"，是相思，被保存的记忆是"志"。

宁静　"宁"，是相对静止，不变不动的意思。"静"，是停顿的意思。

安定　"安"，是企盼、期待将来发生的事情。"定"，是突然启动、加快的意思。

焦虑　"焦"，是火烧火燎般的急躁。"虑"，是心切地企盼将来发生的事情。

烦躁　"烦"，是发热、头疼的意思。"躁"，是手足乱动、不得宁静的意思。

惊悸　"惊"，是指人的心神受到突然刺激，袭扰以后出现的张皇失措的状态，"悸"，是能感觉到自己快速的心跳忽快忽慢、忽起忽落的意思。

忪忡　"忪"，是企盼、期待将来要发生的，"忡"，两字连用，是心跳忽快忽慢、忽起忽落的意思。

疑惑　"疑"，是不信，确切地说是相信其相反的那一面，"惑"，是因为心愿不能实现满足而痛苦，是心中有鬼，内心有负罪感。

忧愁　"忧"，是担心、恐惧将来要发生的事情，"愁"，是一种无能为力、无可奈何的心态。

恨　"恨"，是遭受到别人侵犯、伤害以后出现的想报复、反击的心理情绪。

怨恨　"怨"，是心中有鬼、内心有负罪感，"恨"，是一种不确定的心态。

愧疚　"愧"，是心中有鬼、内心有负罪感，"疚"，是手足乱动。

疼痛　"疼"，是急性发作的、持续时间短的，"痛"，是慢性的、长久持续的、深入的、冷凝的、憋胀的、钝挫的疼痛。

疾病　"疾"，从矢，指人中箭，本义是急性病，"病"，是加重的疾，或者是合并的疾，即病已转入深入的、慢性的疾病。

创伤　"创"，指金属利刃导致的损害，程度深达肌肉，"伤"，在表皮，一般可以不用治疗。

癫狂　"狂"，从犬从王，是丧失人性，称主狗之意，"癫"，指病从头部、行为、语言、思想颠倒、错乱。

痈疽　"痈"，是痈的演变，由体表皮肤、肌肉发展到筋膜、骨髓，由六腑渐至五脏，"疽"，是创在肌肉深处，感染以后脓郁郁较深。

疮疡　"疮"，是皮下、肌肉组织间气血、脓液汇聚，形成的"疡"，伤在皮肤，肌肉组织深后，伤口比较浅。

咳嗽　"咳"，是肺气上逆，"嗽"，是食气上逆。"哮"，是吸气节奏加快，"喘"，是吸气节奏加快。

哮喘　"哮"，是由于呼气受阻、挤压、产生的高频、尖锐的声音，"喘"，是吸气节奏加快，属于呼吸系统的问题。

症瘕　"瘕"，描述的是疾病从无形的邪气，发展到有形的积聚，"症"，含有有些可循的意思，也就是弄假成真，由假而症。

肥胖　"肥"，多肉，"胖"，半体肉也，本义是古代祭祀时奉献的半扇肉，后引申为宽大，"胖"，指邪气刚刚开始聚集，时聚时散，游走不定的状态，"肥"，形容肌肉丰满、体形大、皮革充盈，并非指脂肪多。

健　康

　　现在人们都在说"健康"，还衍生出了"不健康""亚健康"等词汇。大多数人模模糊糊知道健康就是好的意思，其他的就不予深究了。其实，仔细分析一下"健康"的含义，便能够理解古人有关身体或者心理、精神的理念，也不至于将其只对译成英语的 health 或 healthy 了。

　　"健"既是形声字，又是会意字，发音与"建"相同，含义相近。"建"是动词，是会意字，从廴（yǐn），有引出的意思；从聿，意为律。《说文》："建，立朝律也。"后来引申为创造、设立。"建"的背后就是能力和能量，所以凡是用"建"加上其他偏旁组成的字，大多含有有力的意思，比如"腱"是坚韧有力的筋，腱子肉就是绷紧发力的肌肉；"犍"是力大无穷的公牛；"键"是金属制作的坚固有力的关辖，固定门或者车轴，等等。

　　"健"从人从建，含义是有力的。《增韵》："健，……强也，有力也。"可以作形容词，比如杜甫《兵车行》："纵有健妇把锄犁，禾生陇亩无东西。"方苞《左忠毅公逸事》："健卒十人。"鲁迅《悼杨铨》："何期泪洒江南雨，又为斯民哭健儿。"

　　"健"也可以作副词，含义是有力地，比如"天行健，君子以自强不息"，健步如飞、健在、健壮、健美、健硕等。"硕"是块头大，"健"

是有力量。

在使动用法中，"健"可以作动词，含义是"使之健"，也就是使之有力的意思。比如我们常说的健身、健体、健胃，等等。很多人胃肠蠕动呆滞缓慢，常常出现宿食不消、心下痞硬、口臭咽痛、嗳腐吞酸的症状，使用消食化积的药物，或者予以点穴针刺，能够使胃肠得气有力，生动活泼起来，所以叫作"健胃"。力源于气，有力者源于有气。元气足则神明健，谷气足则体健。"健"的反义词应该是"痿"或"废"吧，蔫头耷脑、垂头丧气、萎靡不振一类的。

当然"健"还有擅长的意思，比如健谈、健忘。这里就不是有力量的意思了。

"健"有个同义词是"伉"，发音同"抗"。《说文》："健，伉也。""伉"有匹敌、抗衡、亢奋、有力的意思。《史记·仲尼弟子列传》："子路性鄙，好勇力，志伉直。"意思是说，子路性情粗俗，好斗逞能，有暴力倾向，志向高亢、执拗。再比如《汉书·宣帝纪》："选郡国吏三百石伉健习骑射者，皆从军。"《宋史》："选军中伉健者千人，令仁美领之，屡入敌境，战有功。""伉""健"同用，意思是坚强有力。想体会"伉健"的感觉，就去看看战马出征前不断咆哮、跳跃、刨蹄的样子，战士冲锋前嗷嗷叫、摩拳擦掌、跃跃欲试的样子。

"伉健"颠倒过来就是"健伉"，历史上也有这么用的。《武经总要》："义军之守边，最为健伉，习知山川道路，每蛮寇至，不计远近掩杀，官军守险策应而已。"所以我怀疑今天说的"健康"，其实就是古代的"健伉"，也许是以讹传讹，发音和字义都有了变化。

"康"的含义是五个方向的道路都通畅。《尔雅·释宫》云："一达谓之道路，二达谓之歧旁，三达谓之剧旁，四达谓之衢，五达谓之康，六达谓之庄，七达谓之剧骖，八达谓之崇期，九达谓之逵。"古人命名一路畅通为"道路"，一分为二有分岔叫作"歧"，十字路口通达四个方向叫作"衢"，通达五个方向就叫作"康"，通达六个方向叫作"庄"，通达九个方向叫作"逵"（馗）。人们常说的"康庄大道"就是通达各个方向的道路。所以"康"的含义就是有路子，行得通。

俗话说："要想富，先修路。"道路通畅了，物质和能量才可能交换、交流。各个方向的道路通畅了，才有更好的选择的余地，才能得到最有价值的交流，最终达到平衡。从治国来讲也是如此。《汉书·宣帝纪》云"上下和洽，海内康平"，就是说官方和民间交流顺畅，百姓之间也有多种渠道交流、通商，这样人心就平衡了。《释名》："康，昌也，昌盛也，车步并列并用之，言充盛也。"《谥法》中说："渊源流通曰康，温柔好乐曰康，安乐抚民曰康，合民安乐曰康。"

人的身体想维持正常的运转也是如此。中医认为人不仅有肉眼可见的血在脉管里流动，还有一种无形的能量，也就是气（炁），它在体内有蓄积、能流动，这种流动是有规律的，有着各自的节奏、方向、时间。这种能量流动经过的路线称之为"经络"，大路为"经"，小径为"络"。人的先天之炁，由精化生，蓄积在丹田，流行运动在奇经八脉之中，最重要的任督二脉最终注于脑，营养神明。后天之气起于中焦，由水谷化生，兼并呼吸之精气，由肺而起，逐次按时行于十二正经，循环往复，并且散布于三百六十五个小的络脉之中，覆盖渗透全身。

《灵枢·邪气藏府病形》："十二经脉，三百六十五络，其血气皆上于面而走空窍。"如果经脉不通，或者络脉不畅，人的气血运行就会停滞，轻则出现疼痛，重则出现麻痹，久而成患，出现地方割据，也就是受中央（心神）节制的自我膨胀，形成癌瘤。

以任脉而言，上下交通，水火既济称为"泰"；而任脉瘀阻，上下隔绝不通，上热下寒，称为"痞"（否）。我们常说的"康泰"，就是人体的经络上下交通、五路旁达的意思。而"康宁"就是经络通畅、神魂得归、能藏于心中的意思。

"康"的反义词应该是"塞""阻""绝""断"，反正就是不通。

总而言之，中国人对身体好也就是健康的理念源于中医的气血理论，也就是说，气足有力为健，经络通畅顺达为康。徒有气而经络不通，人会暴躁、疼痛，气冲牛斗，血溢脉外，或出现登高而歌、弃衣而走的疯狂也未可知。经络通畅而无气力者，就像缺乏营养的婴儿一样，难免夭折。心理、精神健康不但要有心气、有动力，还要想得开、想得通。现在大多数神志病的患者，要么没心气，压抑过度，丧失欲望，干什么都没意思，包括活着；要么想不开，钻牛角尖，一根筋，一条道走到黑。不是不健，就是不康。

想让外国人明白中国的健康概念，恐怕难以找到相应的字词达意，非得让他们学习中医理论不可了。

腠　理

在中学的时候我们就知道了"腠理"一词，在《韩非子·喻老》扁鹊见蔡桓公一段中，扁鹊曰："君有疾在腠理，不治将恐深。"后来扁鹊又说："疾在腠理，汤熨之所及也。"教科书解释说，"腠理"是皮肤纹理，让人感觉"腠"就是表皮的意思。后来上大学学习《内经》，接触了更多的相关词汇，发现那种解释不太确切，有必要深入研究一下。

"腠"发音同"凑"，含义也相近，有时也通假互用。"凑"的本义是水流汇聚的意思，引申为聚集，相关的词汇有"凑集""拼凑""凑合"，等等。"腠"用"肉"代替"水"作偏旁，意思是皮肉聚集。从宏观的角度来讲，就是单个细胞簇拥在一起，形成了覆盖全身的细腻的表皮。但是从微观上看，每个细胞之间有细微的间隙，这些细胞和它们之间细微的缝隙就是"腠"。中医研究细致入微，常常涉及肉眼不见的外部虚邪、体内真气，所以也研究到了人体微观结构，所以产生了"皮腠""肌腠""腠理"等词汇。

"理"的本义是顺着玉石的自然纹路治玉。《说文》："理，治玉也。"作为名词的"理"，就是指玉石的自然纹理，也就是裂隙所在。人体不是天衣无缝，人的肉眼所见的表皮上有汗毛孔和纹理。这些纹理就是细胞之间的间隙、接缝连接拼凑而成，纹理所在也就是间隙所在，也就是腠之所在。中医有"粗理""细理""小理""膲理"等词汇。

简单地说，腠是肉眼不可见的表皮间隙，理是肉眼可见的表皮纹路。

有人把汗毛孔解释为腠理，是不确切的。汗毛孔是孔，是水液、毛发出入、生长之处，中医另有命名，如"鬼门""玄府""汗空"，等等。腠理是隙，更加细微，是无形的邪气、正气出入之处。道家和中医全面看待事物，既看到有也看到无，既看到实也看到虚。比如两座大山是实，是有，而两座山之间的谷，就是虚，就是无。离开了实体，虚空不存在；光看到实体，不研究虚空，则无法全面反映客观实际。所以，理解腠理和理解中医的经络是一样的。20世纪60年代初，朝鲜生物学家金凤汉博士发表了《经络系统的研究》，宣称发现了经络实体，即所谓的"凤汉小体"。事实证明这种浅薄的妄图变虚为实的妄想不过是一场骗局，结果以当事人自杀谢罪收场。

腠理作为人体组织的一部分，与体内脏腑气血有密切的关系。《素问·阴阳应象大论篇》谓："清阳发腠理，浊阴走五藏。"意思是说清轻无形的能量通行在腠理之间，沉淀有形的物质储存在五脏之中。

《灵枢·论痛》指出，人体"筋骨之强弱，肌肉之坚脆，皮肤之厚薄，腠理之疏密，各不同"。腠理的疏密与三焦元气和主一身之表的足太阳膀胱有密切的关系。《灵枢·本藏》："三焦、膀胱者，腠理毫毛其应"，"密理厚皮者三焦膀胱厚，粗理薄皮者三焦膀胱薄，疏腠理者三焦膀胱缓。"随着年龄的增长，元气、肾阳衰减，腠理也变得稀疏。《灵枢·天年》："四十岁，五藏六府十二经脉，皆大盛以平定，腠理始疏，荣华颓落，发颇斑白，平盛不摇，故好坐。"

《金匮要略·脏腑经络先后病脉证》："腠者，是三焦通会元真之处，为血气所注。理者，是皮肤脏腑之文理也。"《医宗金鉴》注解为："腠者，一身空隙，血气往来之处，三焦通会真元之道路也。理者，皮肤藏府内外井然不乱之条理也。"佛家说人体是个臭皮囊，可是活人是个充气的皮囊。充斥在体表甚至散发到体外的气，中医叫作"卫气"，是保卫、护持的意思。卫气的来源一是人体元精所化，通过三焦散布到腠理；二是水谷经过消化，加上呼吸的清气，通过肺的宣发，散布在体表。

这种气，普通人看不到，但是可以感觉到，比如我们常说的喜气洋洋、杀气腾腾、死气沉沉、英气逼人、满脸晦气等描述的就是这种感觉。有的人一见钟情、一见如故是同气相求、同声相应的缘故。猎狗能够追踪罪犯，是因为它能闻到这种气味。乌鸦能闻到将死的人的气，所以会在病人家附近盘旋，故被认为不祥。中医针灸经络的三百六十一穴位，都依其气象而命名，凸起的叫作腧、陵、丘、墟、突，凹陷的叫作穴、井、沟、谷、谿，回流的叫作渊，平静的叫作池，波澜壮阔的叫作泽、海，生动活泼的叫作泉。如此这般，不一而足。

《史记》记载，扁鹊在随长桑君学习中医以后，练就了"视见垣一方人"，也就是可以看见墙那边人的功夫，才出师给人看病，能"尽见五藏症结"。中医讲的"望而知之谓之神",就是指这种望气的能力,否则人们就不会理解扁鹊为什么站了一会儿看了几眼,就能诊断出齐桓公的疾病。

腠理的开合则受卫气的控制,因内外环境的变化而变化。《灵枢·本藏》言,卫气能"温分肉,充皮肤,肥腠理,司开阖",还说"卫气和,则分肉解利,皮肤调柔,腠理致密矣"。《灵枢·脉度》谓:"其流溢之气,内溉藏府,外濡腠理。"分肉是肌肉间隙,腠理是表皮的缝隙,肥是饱满充盈的意思。如果把细胞比作山的话,腠就如同两山之间的山谷,理就是多个山谷连接成的沟壑。腠理肥,则间隙小;腠理疏,则间隙大。大多数女性关注的皱纹的问题,其实就是元气或者说卫气不足,导致皮肤失去弹性,腠理疏松所致。与其去做手术拉皮,打肉毒素杀死神经,搞一张没有表情的面具鬼脸,不如温补丹田,涵养元气,疏通三焦,充盈皮肤。

外部环境寒热变化,影响腠理开合。《灵枢·五癃津液别》谓:"天暑衣厚则腠理开,故汗出……天寒则腠理闭,气湿不行,水下留于膀胱,则为溺与气。"

内部环境,特别是心境也会影响腠理开合。《素问·生气通天论篇》谓:"清静则肉腠闭拒,虽有大风苛毒,弗之能害。"

腠理是体内真气外散之处,也是外邪入侵之处。《灵枢·百病始生》说:"是故虚邪之中人也,始于皮肤,皮肤缓则腠理开,开则邪从毛发入,入则抵深……"所谓虚邪就是无形的邪气,也就是细微的肉眼看不见的邪气。俗话说：眼见为实。肉眼能够看到的，包括借助显微镜能看得到的细菌、病毒都是实邪。虚邪能够从看似无缝致密的腠理侵入人体。

《素问·皮部论篇》说："邪客于皮则腠理开，开则邪入客于络脉，络脉满则注于经脉，经脉满则入舍于府藏也。"《新修本草》序："几缠肤腠，莫知救止。渐固膏肓，期于夭折。"

就防病而言，腠理致密，开合自如是关键因素；就治病而言，疾在腠理，早期治疗至关重要。成语"防微杜渐"，可以作为腠理的一个很好的注脚。

皮　肤

把"皮肤"翻译成英文，很简单就是 skin。但是仔细想想，那只是皮的意思。"肤"与"皮"是同义词还是近义词？有没有区别呢？如果有，区别又是什么？搞清区别对中医临床又有什么指导意义呢？

回答是肯定的，"皮"与"肤"只是近义词，有区别。《灵枢·口问》："黄帝曰：人之振寒者，何气使然？岐伯曰：寒气客于皮肤，阴气盛，阳气虚，故为振寒寒栗，补诸阳。"黄帝问："人不停地发抖、打寒战是什么原因？"岐伯说："是因为外来的寒气侵袭停留在皮肤之间，人的阳气不足，所以会出现打寒战，起鸡皮疙瘩，治疗应当补各个阳经。"我之所以把它翻译成皮肤之间，而不是皮肤表面，原因在于寒气侵袭皮的时候，人只会恶寒，对风冷特别敏感，加衣被、关门窗仍不足以抵御，而进一步深入到了皮肤之间以后，就会出现寒战、打摆子。

《灵枢·水胀》载：黄帝曰："肤胀何以候之？"岐伯曰："肤胀者，寒气客于皮肤之间，鼗鼗然不坚，腹大，身尽肿，皮厚，按其腹，窅而不起，腹色不变，此其候也。"黄帝问："肤胀会出现什么证候？"岐伯说："肤胀是因为寒气停留在皮与肤之间，就像充气皮球一样，身体肿胀，皮显得很厚，按肚子就凹个坑，半天起不来，肚皮颜色没有异常，这就是它的证候。"这里明确提出了皮与肤存在"之间"，可见皮与肤是不同的。

皮就是表皮，是覆盖身体表面、与外界直接接触的人体组织，同时也是毛发生长的地方。成语"皮之不存，毛将焉附"，说的就是皮毛的关系。

"肤"的繁体字写作"膚"，是象形、会意字。说白了就是皮下覆盖的组织，也就是皮下脂肪、津液毛囊、汗腺，也就是介于皮肉之间的组织。

"皮"与"肤"只是近义词。例如人们常说的"肤浅""切肤之痛""体无完肤"，在这里"肤"就是表皮的意思。而"肌肤之亲"，就是说比表皮的接触更深的关系。不能因为"皮""肤"经常连用，就说"肤"就是"皮"的意思。《诗经》有句话形容美女："手如柔荑，肤如凝脂。"柔荑，植物初生的叶芽，形容女子的手白嫩修长。凝脂，就是如同凝固的白脂，形容女子的皮下脂肪充盈润泽，吹弹得破。后世白居易也有类似的诗句："春寒赐浴华清池，温泉水滑洗凝脂。"之所以说"肤如凝脂"而不说"皮如凝脂"，原因在于两者位置深浅不同。如果皮下无肤的话，那就是美人迟暮，变成鸡皮鹤发、皱纹丛生了。

《易经》曰"臀无肤，其行次且"，也就是说屁股没脂肪的人，走在路上都不好看。如果把"皮""肤"理解成同义词的话，这句话就不好解释了，屁股上怎么会没有皮呢？现代人用"丰乳肥臀"概括性感体态，描述的就是健康的皮、肤、脂、肉充盈的身体。

孟子有句名言："天将降大任于斯人也，必先苦其心志，劳其筋骨，饿其体肤，空乏其身，行拂乱其所为。"能被饿瘦的只有皮下的脂肪和肌肉，皮是不会饿没的，最多也就是皮包骨头。

《素问·五藏生成篇》："卧出而风吹之，血凝于肤者为痹，凝于脉者为泣，凝于足者为厥。此三者，血行而不得反其空，故为痹厥也。"意思是说，睡觉的时候出来，外感风寒邪气以后，血液循环不畅，凝滞在皮下也就是肤的部位，就会出现麻痹的症状，凝滞在血管里面就成了瘀血，凝滞于下肢就会出现双脚冰凉。这三种情况都是因为血液循环不畅，局部缺血，导致了麻木不仁和体温下降。这里的肤也是在皮下，皮下出血导致瘀癜黑青，甚至局部麻痹。

《灵枢·经水》："黄帝曰：夫经脉之小大，血之多少，肤之厚薄，肉之坚脆，及帼之大小，可为量度乎？"皮是薄薄的一层，谈不上厚薄。肤就不同了，营养充足，三焦功能正常，脂肪堆积多，肤就厚，反之就薄，甚至会没有肤的存在。我的一个患者绝过食，是真的绝食，不吃饭，光喝水的那种。后来虚脱昏迷，落下了很多毛病，消化不良，心动过缓，腹寒腹痛，即便是在夏天也裹着五〇五元气袋，不然就腹泻。他的皮很松，皮下没有脂肪，一捏就能提起来。我经常拿他做例子让学生看，这就是典型的有皮无肤。

《灵枢·逆顺肥瘦》曰："年质壮大，血气充盈，肤革坚固，因加以邪，刺此者，深而留之。"意思是说，对于成年人而言，皮糙肉厚，气血充盈，肤坚脂肪充盈，同时被外邪入侵者，可以深刺，留针时间长一些，反之只能浅刺，或者只用皮针。

《伤寒论》中有个方子叫作猪肤汤，如果仅仅根据字面理解，找块猪皮就得了，其实应该是带脂肪的猪皮。猪油也叫大油，滋阴的效果非常好。体会不了凝脂的意思的人，可以炼点儿猪油，待凝固以后看看，体会一下那种白皙、细腻、有光泽的情状。

按照中医理论，肺主皮毛。肺与大肠相表里，表皮的问题应该从肺气、卫气着手解决，一般不涉及营血。而肤的问题直接隶属于三焦、心包，前面我在介绍膏肓、脂肪的时候已经论述了其相互关系。肤与在三焦中运行的体液有密切的关系。有的人没有肤，但是有的人却浑身长满了脂肪瘤，疙疙瘩瘩的，虽然无痛苦，但是很硌很硬。

其他常见的脂溢性脱发、青春痘，也是肤的问题，油脂代谢的问题，源于心包之火和三焦痰湿，非关肺事。少女皮肤嫩滑水灵，吹弹得破；中年妇女面焦发堕，皱纹丛生，也是肤的问题，涉及三焦和元气。认识到了这一点，中医美容才会有理论基础，治疗才更有效果。

现代人皮、肤不分，满大街都在宣传护肤、换肤、嫩肤，其实他们都是在说皮的事情，肤的问题只能靠内部解决。

肌　肉

"肌"和"肉"是近义词，不是同义词。《黄帝内经》开篇《上古天真论》有这么一段话："黄帝曰：余闻上古有真人者，提挈天地，把握阴阳，呼吸精气，独立守神，肌肉若一，故能寿敝天地，无有终时，此其道生。"既然说"肌肉若一"，说明"肌"和"肉"非一。

道家的哲学不仅注重物质本身，更关心物质的运动状态。因为本质相同的物质，会因为运动速度、方向的不同，表现出不同的状态、结构。所以，古人造出不同的字来描述处在不同状态下的同一物质。

同样是人，活体叫身，死了就叫尸。同样是花，初生曰蕾，未绽曰苞，盛开曰华，凋落曰谢。同样都是由碳元素构成，金刚石和石墨就有本质的区别。同样是水，遇寒凝固的叫冰，遇热液化流动的叫水，过热蒸腾的叫汽。虽然同为一江水，但是在三峡不同的位段，缓急不同，因此蕴含的能量"气"就不同，沏出的茶也不同，所以就有了王安石三难苏学士的故事。普通人饮水只关心物质层面上的东西，比如微量元素、酸碱度，古人则关心水中蕴含的能量，是静止不动的一潭死水，抑或波澜不起的井水，还是奔腾踊跃的泉水，或是连绵不绝的长流水，其内在性质不尽相同，所以在煎煮中药时用水就特别讲究。比如甘澜水，也称为劳水、扬泛水、甘烂水，是用勺或瓢等物将盛器中的水扬起千万遍，等盛器中的水出现大量的小水珠时才成。古人认为水本来的性质是阴寒重浊，扬过之后，水的性质就会有所变化，变得阳动甘清轻，因此用这样的水煎药就有着特殊的效果。《金匮要略》指出，用茯苓桂枝甘草大枣汤治疗发汗后，脐下悸者，欲作奔豚之症。《灵枢·邪客》说，半夏秫米汤治疗阳盛于外、阴虚于内、阳不入阴的目不瞑症，用甘澜水煎药，则是取其引阳入阴之功效。

"肉"的内涵要广泛一些，不光指动物的肌肉组织，也泛指蔬菜、瓜果、初生树木的皮下肥厚的纤维组织。《齐民要术·种竹》："取笋肉五六寸者。"常用的中药龙眼肉、山萸肉就是取其皮壳里、果核外的果肉。另外古代祭祀用的玉璧，形状像一个中间有圆孔的圆盘，两个同心圆中间的玉体也被称为肉，大概和古人认为神以玉为食有关。

先秦时期，"肌"表示人的肉，"肉"表示禽兽的肉。《说文》段注："胾，大脔也。谓鸟兽之肉……人曰肌，鸟兽曰肉。"《汉书·魏相丙吉传》："介之推割肌以存君。"讲的就是春秋时期介子推跟着晋公子重耳逃难，在没饭吃的时候，把自己大腿上的肉割下来煮了给重耳吃。

后世"肌""肉"混用，都可用于人。"肉"的使用范围仍然广泛，几乎泛指人的所有软组织。"肉"也就是"月"，成为了一个偏旁部首，所有涉及人体组织的字，都要使用它。

除此以外，"肉"还作形容词和副词使用。形容质地柔软、性情柔顺、行为懦弱，比如"肉瓢儿的西瓜"。有人开车反应慢、动作迟缓，常常被称为"肉""真肉""肉得慌""做事真肉"。做事犹豫不决、拖泥带水的人，也被称为"肉脾气""肉蛋""肉头"。也就是说"肉"是"刚硬"的反义词。

明白了"肉"的这层含义，就不难理解"肌"和"肉"的区别了。简单地说，肌就是绷紧、刚硬、发力的肉，肉就是松弛、放松、柔软的肌。

文武之道，一张一弛。肌肉也是如此。很多人由于长期、过度使肌肉处于紧张状态，导致柔软的肉先是成为绷紧的肌，久而僵硬，进而出现纤维化、条索状，严重的还会压迫神经、牵引关节。这些人即便是在身体休息、睡眠的时候，肌肉也是僵硬紧绷的，难以放松，影响心理、情绪、精神，出现紧张、焦虑、失眠。

长期暴饮暴食、饮食不节的人，使胃平滑肌抽搐、痉挛，出现难以愈合的黏膜溃疡、萎缩，甚至生长息肉、癌瘤。在球场上奔跑过度的人出现的抽筋，也就是肌肉挛缩。服用春药壮阳，导致阴茎长久充血，阳强不倒。这些都使本来柔软、温暖、生动活泼的肌肉，变成生冷坚硬的皮囊。这就是有肌无肉，是肌肉不一的一种表现，古人称为肌痹或者死肌。

寒性凝滞，受寒以后的肌肉，会出现紧张、僵硬、疼痛，《伤寒论》专设了桂枝汤、葛根汤、芍药甘草汤、干姜甘草汤等"解肌"的方剂来治疗。对于肌痹、死肌，一般采取活血化瘀、通络散结的方法治疗，《神农本草经》就记载了很多"去死肌"的药物，比如白术、乌梅、蛇，等等。针刺、艾灸、按摩的效果比内服中药效果更快一些，静坐站桩也是辅助缓解紧张的有效方法。

　　与此相反，那些过于安逸、缺乏锻炼运动的人会出现肌肉的松弛、无力甚至萎缩，尤其在一些瘫痪的病人身上比较常见，古人称之为肉痿，也就是有肉无肌，弛而不张。阴茎不能勃起，或者举而不坚，坚而不久，被称为阳痿。这就是有肉无肌，是肌肉不一的另外一种表现。

　　服用补益气血、升举阳气的中药，加强消化和吸收功能，是治疗痿废的主要手段，配合现代医学的康复锻炼也是有效的方法。中医的导气引气的方法，比如五禽戏、太极拳、八段锦、形意拳等，都有助于恢复元气，通调气血。

　　肌肉在放松的时候，经络通畅，气、意、神容易沟通，反应迅速，力由足起，气由脊发，指尖发梢，缠绵持久，旋转穿透，劲道极强，进可攻敌，驱疾治病，退可守身，化气避邪。而在肌肉紧张的时候，气血郁闭，容易激发短暂暴力，伤人也伤自己，更谈不上用巧。

　　返回到我们开始说的肌肉若一，其实就是肌肉张弛有度，刚柔相济。历代注家在解释肌肉若一的时候，大多在耍滑头，顾左右而言他，就是不说肌、肉有什么不同。王冰引用庄子《逍遥游》中的话解释说："肌肤若冰雪，绰约如处子。"其中"绰"就是舒缓的意思，"约"就是收紧约束的意思，"处子"是少女。老子说过："专气致柔，能婴儿乎？"说的就是这种状态。得道的真人，藐姑射之山的神人，都能保持肌肉的放松与紧张的和谐统一，收放自如，故称肌肉若一。

老子曰："人之生也柔弱，其死也坚强。万物草木之生也柔脆，其死也枯槁。故坚强者死之徒，柔弱者生之徒。"引用在此，全当"肌肉"的一个注脚。

膏　肓

　　"病入膏肓"是国人耳熟能详的一句成语，大意是说人快死了，无可救药了。可是具体地说，膏肓是什么，在哪里？知道的人就不多了。

　　"病入膏肓"出自《左传·成公十年》，说的是晋景公姬獳，信佞臣，听谗言，无辜杀害忠臣赵盾的后代赵同、赵括全族。这就是后来闻名世界的《赵氏孤儿》悲剧的原型。两年后，晋景公梦见一厉鬼，披散着一头及地的长发，捶胸顿足，厉声骂道："你杀我子孙，不仁不义。我已向天帝诉冤！"说罢，厉鬼毁坏大门和正门而入，就向景公掐扑过来。景公大惧，往内宫奔逃，厉鬼又破户追入内室。景公甚感恐怖，呼叫而醒。醒后，晋景公即召见桑田巫，巫所卜和景公的梦境完全相同，景公惊惧地问道："那怎么办才好？"巫人说："恐怕您吃不到新麦，活不过今年夏天了。"

　　景公的病，一天比一天沉重，于是就遣人往秦国求医，秦桓公派遣医缓来晋治病。秦医未到，景公梦见两个童子，其中一个童子说："医缓是高明的大夫，他来治病，恐怕会伤害到我们，我们躲避到什么地方才安全呢？"另外一个童子回答说："我们躲避在肓之上，膏之下，虽有良医，能把我们怎样呢？"医缓来到晋国，给景公诊病后说："这病已经不可治了。病在肓之上，膏之下，不可用灸攻，用针也达不到，药力又不能到达，不可治了。"景公叹道："唉！太医诊病和我梦境相符，真是神医！"于是厚礼送医缓回秦国。

到了六月丙午日时，景公忽然想吃新麦，命令农户献麦，并吩咐煮好麦粥。景公忽然想起桑田巫的话，立刻召他入宫，指着麦粥对他说："你说寡人吃不到新麦，你看这是什么？"并喝令左右将巫人推出斩首。景公将要取麦粥来吃，顿觉腹部膨胀要大便，急急起身入厕，忽然一阵心痛，站立不住，跌入厕内，溺于粪池中而死。

膏肓就是包裹、保护心脏的脂膜，也就是心包。膀胱经的第四十三个穴位叫作膏肓俞，位于背部第四胸椎棘突下旁开三寸，和心包的背俞穴厥阴俞紧邻。心包是心的宫城，心为君主之官，不受邪，心包代受，《灵枢·邪客》："诸邪之在于心者，皆在于心之包络。"所以病入膏肓就是病邪侵入到了人体最后一道防线，艾灸火攻、针刺、服药都达不到，也就是无可救药了。

扁鹊最后一次见蔡桓公的时候说："（疾）在骨髓，司命之所属，无奈何也。"其实膏肓和骨髓是一回事。

《灵枢·五癃津液别》："五谷之津液和合而为膏者，内渗入于骨空，补益脑髓，而下流于阴股。阴阳不和，则使液溢而下流于阴，髓液皆减而下，下过度则虚，虚故腰背痛而胫酸。"

骨髓、脑髓就是渗入骨内、颅内的膏。膏源于饮食，依赖三焦元气所化，成液入骨髓。没有渗入骨内固体的分成两种，包裹、覆盖脏器的白色的叫作膏，皮下黄色的叫作肓。我们吃螃蟹的时候习惯于把公螃蟹体内白色的精脂叫作蟹膏，把母螃蟹的卵黄叫作蟹黄，是一样的道理。

饮食中的营养，经过阳明胃肠的消化，有些通过三焦的气化功能，转化成膏肓。固体的膏肓蓄积能量，能保温从而保护脏器。膏肓液化，充盈骨髓脑髓，营养心脑；气化的膏肓，转变成能量，温养脏器。膏肓的代谢，直接隶属于心包和三焦，心包的背俞穴、三焦的背俞穴外侧，就是膏肓俞和肓门。由于普通人奇经八脉不通，靠三焦通行元气，因此膏肓与元气的关系也十分密切。一般来讲，元气元阳不足的时候，人体就肥厚，反之就精瘦干练。三焦气化功能弱的时候，消化吸收脂肪的功能就差，三焦功能亢进的时候，膏肓分解销铄得快，甚至会出现骨髓枯槁的情况。

具体分析，肓算是半成品，质地柔软，在皮下相对较浅。膏的质地相对坚硬，包裹脏器，位置较深。如何把肓转化成膏，进而营养骨髓，是我们面临的问题。

膏的原穴是鸠尾，也就是调节膏的合成和分解的反应点，位于胸骨柄剑突下，无剑突的人在胸骨下一寸。"膏之下"也可以理解成膏的原穴之下，就是心的募穴巨阙，此穴解剖位置下面是肝脏左叶，临床上有针刺不慎刺伤肝叶的报道，但是高手一样可以用针，一般用凉水泼面，使患者惊惧以后肝叶上提，医生乘势进针，这样既能驱除邪气，又不伤脏器。

肓的原穴是气海，也就是调节肓的合成和分解的反应点，在脐下一寸半。肓之上也可以理解成肓的原穴之上，就是阴交和神阙。《素问·腹中论篇》："帝曰：人有身体髀股䯒皆肿，环脐而痛，是为何病？岐伯曰：病名伏梁，此风根也。其气溢于大肠而着于肓，肓之原在脐下，故环脐而痛也。不可动之，动之为水溺涩之病。"针刺气海也需要谨慎，免得伤及膀胱、大肠而导致排便异常。

现代人以瘦为美，不惜节食、抽脂，其实这是残害自身、引邪入膏肓的典型行为。人之所以要长脂肪，一则为了贮存能量，二则为了保温取暖。当人的脏器寒冷的时候，不由得会吸收、合成脂肪，形成膏肓来包裹、覆盖脏器。可是当人一意孤行，拒绝摄入或武断吸出脂肪的时候，就是暴露心脏和其他重要脏器于外，招灾惹祸。我曾经在电视上看见过令人作呕的吸脂手术，看见黄色的油脂滚滚而出的时候，不禁为这些人感到惋惜。貌似轻巧的剥离，带来的会是更深的伤害。

还有丰胸隆乳的人们，不惜在胸腔填埋异物。其实女性在二十一岁智齿生长，身体发育到达极限之前，通过艾灸气海，通调冲脉，增加营养，改变穿高跟鞋的习惯，改含胸为挺胸的姿势，都能促进乳房的发育。过了这个年龄，就别再折腾身体，通过改善气质，提高修养，培育神韵，一样可以妩媚动人，何必伤身劳神呢？

脂　肪

之前介绍过了"膏肓"，这回接着说说"脂肪"。现代的中医学对此视而不见，几乎不谈了，古人对此则有精确、细致的论述。

"脂"，和"油""膏""肓"含义一样。只不过长在飞禽身上的，或者长在有犄角动物身上的，古人称作"脂"；长在没犄角动物身上的叫作"膏"。《说文》："戴角者脂，无角者膏。"《大戴礼记·易·本命》："有角者脂。"比如牛羊的油一般叫"脂"，猪油古人称为"豚膏"。《周礼·考工记·梓人》："宗庙之事，脂者、膏者以为牲。"其中脂者代表祭祀用的牛羊，膏者代指猪。比如《素问·五藏生成篇》："青如翠羽者生，赤如鸡冠者生，黄如蟹腹者生，白如豕膏者生，黑如乌羽者生，此五色之见生也。"

人身上的油，液体、半固体的叫作"膏"或者"肓"，坚硬的固体被称作"脂肪"。《礼记·内则》："脂膏以膏之。"疏："凝者为脂，释者为膏。"《诗·卫风·硕人》："肤如凝脂。"我们常说的"搜刮民脂民膏"，说的也就是油水。

"肪"指的是肥厚的脂，一般长在腰部。《文选》李善注引《通俗文》："脂在腰曰肪。"

曹丕《与钟大理书》："窃见玉书，称美玉白如截肪。"其实肪就是老百姓所说的板油，成块的硬脂。

脂肪的功能在于储存能量，保持体温，固定、包裹脏器，特别是五脏。脏器下垂的病人，如果是六腑或奇恒之腑，比如胃、子宫，单纯用补益中气的方法就能升提纠正；如果是肾脏下垂，那就需要纠正脂肪代谢的问题。

现代人时尚以瘦为美，谈脂肪而色变。很多人盲目从众减肥，是内心自卑怯懦的表现。有的女病人减肥减到骨瘦如柴，上下班坐公共汽车都得带个棉垫子，不然的话，直接坐在塑料座椅上就会肚子痛。没有脂肪的保护，寒气直中脏腑，这些人病得更重，死得更快。对于女性而言，如果饮食不当，长脂肪过多的话，会影响生殖功能，不产卵不排卵，甚至闭经。俗话说"母鸡肥了不下蛋"就是这个道理。所以，为女性减肥和调理月经是同时进行的。

还有一些肥胖的人，有的长了一身的囊臁，有的长了脂肪肝，有的抽一管血能有半管油。这些人无论如何忌口，就是喝冷水也长肉。其实这是注水肉，水肿罢了。这些人的三焦的气化功能衰弱，无法化脂肪为能量。我一般建议他们除了稍微节制饮食以外，还要早早睡觉，争取在晚上九点入睡，这正是三焦工作的时间，让后天意识休息，好让身体集中能量化解脂肪。

《素问·异法方宜论篇》："西方者，金玉之域，沙石之处，天地之所收引也。其民陵居而多风，水土刚强，其民不衣而褐荐，其民华食而脂肥。故邪不能伤其形体，其病生于内，其治宜毒药。故毒药者，亦从西方来。"意思是说在中原的西面，也就是宁夏、甘肃、新疆一带，出产金属玉石，是天地收引的地方。当地居民依山陵挖窑洞居住，气候多风沙，水质偏硬，土地多盐碱。人们不穿丝绸衣服而裹着毛毡，吃得好，皮下脂肪厚，耐风寒，不容易感染外邪。但是往往肠胃出问题，一般给予口服药治疗。

《素问·逆调论篇》："帝曰：人有身寒，汤火不能热，厚衣不能温，然不冻栗，是为何病？岐伯曰：是人者，素肾气胜，以水为事，太阳气衰，肾脂枯不长，一水不能胜两火，肾者水也，而生于骨，肾不生则髓不能满，故寒甚至骨也。"黄帝问岐伯说："有的人身体冰凉，热水、火烤、穿上厚衣服也暖和不过来，但是这些人也不怕冷，这是什么病？"岐伯说："这些人平素肾气太热，耗伤了阴液，熬干了脂肪。最后肾气不足，骨髓也减少了，外来寒气浸入骨髓。"这里的肾脂，就是包裹肾脏的脂肪，也是能够滋养生成骨髓的膏肓。

关于人的体形，《灵枢·卫气失常》还有一段精辟的论述："黄帝曰：何以度知其肥瘦？伯高曰：人有肥有膏有肉。黄帝曰：别此奈何？伯高曰：腘肉坚，皮满者，肥。腘肉不坚，皮缓者，膏。皮肉不相离者，肉。"大意是说肌肉坚强，皮肤紧绷的叫作肥人；肌肉萎软，皮肤松弛的叫作膏人；皮肉分不开的叫作肉人。

"黄帝曰：身之寒温何如？伯高曰：膏者其肉淖，而粗理者身寒，细理者身热。脂者其肉坚，细理者热，粗理者寒。"理是皮肤腠理，缝隙，无论皮下脂肪多寡，反正腠理疏松的人容易着凉，腠理致密的人容易发热。

"黄帝曰：其肥瘦大小奈何？伯高曰：膏者，多气而皮纵缓，故能纵腹垂腴。肉者，身体容大。脂者，其身收小。

黄帝曰：三者之气血多少何如？伯高曰：膏者多气，多气者热，热者耐寒。肉者多血，则充形，充形则平。脂者其血清，气滑少，故不能大。此别于众人者也。黄帝曰：众人奈何？伯高曰：众人皮肉脂膏，不能相加也，血与气不能相多，故其形不小不大，各自称其身，命曰众人。

黄帝曰：善。治之奈何？伯高曰：必先别其三形，血之多少，气之清浊，而后调之，治无失常经。是故膏人者，纵腹垂腴；肉人者，上下容大；脂人者，虽脂不能大。"

《黄帝内经》中所说的"肥人"，其实就是"脂人"，指的就是体形可能不是很大，但是皮肤紧绷有弹性，肌肉、皮下脂肪坚硬的人。"膏人"就是皮肤松弛，肌肉松软，甚至按之有凹陷，长着啤酒肚，脸蛋儿嘟噜下垂的胖子。"肉人"是体形大，但是上下匀称，皮肤不紧绷也不松弛，也就是皮肉不分离。

一般说来，"膏人"也就是现在所说的胖子，他们多气少血，这些人容易生热，耐寒不耐热。但是这些人阴血化生不足，往往容易脱发、失眠。特别是冲任阴血不足的时候，胖女人甚至出现闭经，男人有的也会出现髭须稀疏。一般来讲，我们通过调理元气和三焦之气，化膏育生阴血，不仅可以治疗不孕不育症，而且也为现代的肥胖病治疗开拓了一条新的道路。

"肉人"，体形硕大匀称，毛发浓密，在美国常常可以见到这样的人。这种人来寻求减肥，其实是在减重、减肉。控制饮食，调理脾的功能，对于这些人是有效的。

　　"脂人"一般说来就是小精豆子形的人，拿破仑、邓小平似的人物，怎么吃也不胖，也不长个，但是血清气滑，有着勃勃生机。

　　国内外现在视油脂如恶魔，各种食品都标明自己不含脂肪。人体又不是试管，你灌进去什么就有什么。你不喂脂肪，他一样会合成脂肪。与摄入相比，提高人体脏腑的功能才是主要的。

饥　饿

简化字"饥"源于两个字，一是"饑"，另外一个是"飢"。

"饑"是五谷不熟，收成不好的意思。《墨子·七患》有"五谷不收谓之饑"的说法。《说文解字》认同这一解释："谷不熟为饑。"所谓五谷是中国人播种的五种主要粮食作物，也是国人的主食，指粟（谷子、小米）、稻（大米、粳米、糯米）、麦（小麦，磨成粉就是白面）、黍（黄黏米、黄粱、北方人吃的黄糕面）、菽（豆类）。作为农耕民族，一旦没有了粮食，就会陷入深重的灾难。《韩非子·外储说上》中说"齐尝大饥，道旁饿死者不可数也"。意思是说齐国曾经出现大面积的五谷不熟、颗粒无收的情况，导致无数的人饿死在逃荒的路上。导致饥的原因，有夏天不热，连绵阴雨，阳光照射不足，五谷无法成熟，当然过于干旱，庄稼一样无法灌浆结籽。还有就是战乱动荡，延迟播种，耽误农时。水旱蝗灾，天灾人祸，不一而足。

"饥"的同义词有"荒"。"荒"是田里长草，"撂荒"就是放弃耕种，以至于耕田里面长满野草。"破天荒"的意思就是某地累年无人考取功名，如同撂荒一般，突然有人考中，就像荒草里面长出一棵庄稼。"饥""荒"两个字经常连用。农夫辛苦种的庄稼颗粒无收，农田里长满了荒草。有道是："新松恨不高千尺，恶竹应需斩万竿。"五谷不熟的话，人们只好去吃荒草、野菜。

"饥"的同义词还有"馑"。"馑"比"饥"更严重，别说五谷不熟，连野菜、树皮都没有。"饥"的反义词是"丰""稔""穰"，都是谷熟、足收的意思。

　　另外一个"飢"是吃食不足、不够的意思。《诗·陈风·衡门》注："饥者，不足于食也。"《荀子·荣辱》："饥而欲食，寒而欲暖。"说的是人的肚子空了就想吃东西，衣着单薄感觉寒冷就想加衣服保暖。《论贵粟疏》："人情一日不再食，则饥。"说的是人的一般情况，一天不吃两顿饭就胃肠空虚了。

　　"饥"的同义词有"餒"，也就是气力不足的意思。"饥"的反义词是"饱满"。《灵枢·百病始生》："似阳明之积，饱食则痛，饥则安。"意思是说，足阳明胃如果有食积的话，病人吃饱了的时候就会胃痛，而胃排空了就舒服。

　　"饥"的概念是相对的，一是摄入食物的质、量不足。比如人肚子空了，光喝水灌个水饱，吃瓜果撑得肚儿圆都没用，一泡尿就没了。光吃碳水化合物或纤维含量高的大米、玉米、蔬菜等食物也是不耐饥的。只有摄入植物蛋白、植物油脂含量较高的食物，胃的排空时间才相对会延长，食物经过消化吸收以后提供的能量才会充足，所以我老家山西大同有"三十里莜面，四十里糕"的说法。当然最耐饥的就是肉类，还能解饿除馋。

　　导致饥的另外的原因就是消化功能过强。饮食属于阴，胃肠消解功能属阳。饥的状态就是胃肠阴不足，阳相对有余。六腑以通为用，胃肠蠕动、虚实更迭、饥饱交替是常态。病态的情况之一就是胃火旺盛，消解排空能力过亢，出现消谷善饥的症状。《素问·平人气象论篇》："已食如饥者，胃疸。"说的就是胃的消化能力特别强的人，刚吃完饭肚子又空了。这些症状类似于今天的糖尿病、甲状腺功能亢进、焦虑、躁狂症。

"饑"与"饥"这两个字在先秦以前各表其意，后来通用，现在又简化成了"饥"字。

"饿"字从我，描述的是一种主观感觉，也就是想进食、吃东西的欲望，后来也被引申为好奇心、求知欲甚至性欲。主观感觉属心，频繁的过于强烈的饿的感觉是心火太旺，不觉得饿的状态属于心气不足。

"饥""饿"只能算是近义词，简单地分析二者，它们存在着程度的差别，存在着对身心的不同的影响。饥伤身，饿伤心，饿比饥要严重一些。比如《韩非子·饰邪》："家有常业，虽饥不饿。"虽然吃不饱，但是不至于饿着。《淮南子·说山训》："宁一月饥，无一旬饿。"说的也是同样的道理。

严格地讲，"饥""饿"有着本质的区别，因为饥描述的是客观存在，也就是田里或者肚子里没有粮食，而饿描述的是主观感觉。饥者未必饿，饿者未必饥。

又饥又饿是身心的双重折磨，以前是贫穷人的无奈，现在成了有钱人的专利。很多人为了减肥，采取不进食或不吃主食光吃黄瓜的近乎自虐的方法，把自己搞得痛苦不堪。末代皇帝溥仪在自传中记述，幼时皇宫里面严格控制孩子进食，让正在发育长身体的他总是处于饥饿状态，害得他去御膳房偷东西吃，为此还被太监告发责罚，最后闹得这位小皇帝身心都变态。大家都知道饿过劲儿就不饿了，这其实是身体开始透支储存的能量，最终会丧失食欲，导致厌食。

饥不欲食也就是饥而不饿，是厌食症、抑郁症病人经常出现的症状。病人由于情绪剧烈变化，情感伤害，或强烈抑制食欲，或采取催吐、利尿、泄泻等伤害身心的方法，最终导致心气、心血不足，丧失所有欲望，出现胃肠空虚无食、身体消瘦，却又根本不想吃东西的状态。这种病人往往还伴有消极、悲观、厌世的情感，甚至有自残、自杀的倾向。根本病机就在心神失养。治疗的原则，应该采用补火生土的办法，补益心气，安定心神，慢慢恢复食欲。如果只关注饥，不关心饿的话，强迫进食不仅无益，而且有害。

不饥不饿是现代社会的通病。现在的独生子女，多是被父母、爷爷、奶奶、姥姥、姥爷六个大人喂养，肚子里面塞满了吃食，老是处于饱满甚至食积状态。这些患儿的胃肠总是相对满实，口臭、咽喉反复发炎感染、腹胀、不放屁、嗳气、便秘、晚上睡觉爱蹬被子，甚至出现磨牙、流口水的症状。这些孩子理所当然不会觉得饿，有的出现挑食、厌食，有的吃得多，消而不化，不长身体，有的出现多动、烦躁。俗话说"若要小儿安，三分饥与寒"，不是说要饿着孩子，而是说让他总是吃七八分饱，保持胃肠消化排空能力，以利于长期的消化吸收。

旧社会糕饼店的老板担心新来的伙计偷吃东西，总是在头一天让伙计敞开肚皮吃刚出炉的又热又油的糕饼，直到吃撑吃伤，害得伙计们以后看到糕饼就恶心。现在的家长们出发点良好，但是结果却很坏。一顿吃伤，十顿喝汤。光有科学知识，不懂辩证法怎么行？

还有一种不饥不饿是由于患者胃痉挛、萎缩导致胃的容量相对减小，稍微吃点东西就饱了，感觉撑胀，吃不下去了。很多慢性萎缩性胃炎、胃癌、食道癌的病人有这个症状。我治疗过的吃得最少的患者，每天只能吃一两麦乳精。这些人还伴有嗳气、吞酸水、胸闷、抑郁、失眠、早醒等症状。也是身心同病的典型例子。

不饥而饿是现在肥胖病人的常见症状，这些人吃得很多很饱，肠肥脑满。吃得很饱，却总是感觉饿。有经验的人都知道，对长期饥饿的人而言，突然进食，一定要控制，少量慢给，否则病人虽然吃得很饱，但是仍觉得饿，不停进食，直至撑死。这些人病机在于心火过亢，原因在于情绪和情感上面的需求得不到满足，或者内心存在深刻的不安全感觉，以至于出现了食欲的亢进。中医治疗上一般用黄连、栀子等苦寒泻心的药物。

另外，对食物的选择的最低要求是充饥，不论什么，塞满肚子就行。解饿、除馋、过瘾是饮食的更高的境界。这就要求吃到对自己合适的食物，搭配合理的食物，让人吃得舒服吃得美的食物，否则饿和馋的感觉就永远消除不了。可惜世界上很多人还处在充饥的阶段，吃不到也做不好他们想吃的东西。中华饮食文明的精髓，就是通过对人性和食物性质的把握和调和，让人和自然达到完美和谐的境界。很多人还讥笑中国人吃鸡爪子，我告诉他们，在中国鸡爪比鸡胸贵。还好，某些被奉为科学、先进的洋快餐已经被斥为垃圾食品了。

很多人问我吃什么有益于健康，我说吃什么不重要，怎么吃、什么时候吃才是关键。不饥不饿的时候不吃，哪怕是到了吃饭的时候。外界的时钟不重要，重要的是自己的生物钟。否则这时候进食无异于强暴自己。如果加上麻辣鲜香作料刺激胃口，无异于服用春药强暴自己。很多人规劝人们要吃早饭，没有人关心早晨起来，当事人是不是饥，是不是饿。头天晚上的饭还在胃里没消化，一点食欲都没有的人，却又要塞进去一堆鸡蛋、牛奶，那不就是毒药吗？饿而不饥的时候应该吃点儿点心，三口就得。饥而不饿的时候就要去看医生，调节情绪、情感、心理、精神。又饥又饿的时候也要慢慢进食，细嚼慢咽，吃到七八分饱就打住，留点儿余地，留点儿念想，来日方长嘛！

想起一句话，你在看风景的时候，风景也在看你。你在吃饭的时候，饭也在吃你。所以，道家和中医认为，人这一辈子吃的饭是有定量的，少吃几口，多吃几年，这个说法是有道理的。可是看到美食如同拥抱美女，有几个忍得住呢？忍得住的就是神仙。

干　渴

"干渴"同"饥饿"类似。"干",描述客观状态,人体内缺乏津液。"渴",表示主观愿望,是想喝水的感觉。

简化字"干渴"的"干"源于繁体字"乾"(gān),和易经八卦中的"乾"(qián)同字异音。乾卦是纯阳无阴卦。"乾"是日照过长,干旱无雨,巫师祝咒乞雨的意思,引申为缺水、枯竭,与湿润相对,同义词有"燥"。"燥"是过度缺水,生火冒烟的意思;"涸",是形容江河湖泽的水干了;"枯",形容植物脱水。

"干"字古文之中也有,象形兵器,是护身的盾牌,现在成语之中还有"大动干戈"。"干"也指河畔、岸边。《诗经》中有:"坎坎伐檀兮,置之河之干兮。"可能与水湿相对。古代也有人偷懒,把"乾"简写成"干",比如"干杯""干贝""葡萄干""外强中干",等等。

人体的百分之七十都是水,津液枯竭,古人形容为干。津液为阴,干为阴虚,也就是津液不足。

《素问·经脉别论篇》:"饮入于胃,游溢精气,上输于脾,脾气散精,上归于肺,通调水道,下输膀胱,水精四布,五经并行。"意思是说,我们喝进体内的水,如果不经过六腑消化,不会直接变成我们的津液;不经过五脏的吸收、封藏,津液不会留在我们体内。水饮为至阴,六腑之中能消化水饮的首推属性太阳,最热的是小肠和膀胱;

五脏之中能存津液者首推属性太阴的肺脾。肾主闭藏，主要是指藏精。

很多人盲目相信所谓的科学，以为喝水就能变成体液，以为打吊瓶灌水就是补液。人不是试管，怎么会加什么就有什么。低于体温的水，特别是冰水，首先要经过口腔、食道、胃的加温，这就要消耗体内阳气。对于胃气虚寒的人来讲，根本接受不了，不是水入即吐，就是胃中绞痛，最终腹泻了事。对于胃气实寒的人来讲，已经麻木不仁，喝什么都无所谓，但是预后不良。普通人喝多了，会导致胃肠平滑肌弛缓，积液存水，水走肠间，沥沥有声。

水在小肠中，被赤肠热气化解，分清泌浊。其中的清被脾吸收，这才是津，被肺宣发肃降，输布全身。剩下的浊，分别被传输到大肠和膀胱，伺机排出体外。

液的来源不是饮食，而是体内的贮藏精。这些精以脑髓、骨髓、膏肓、脂肪的形式存在于体内，需要的时候，在下焦丹田由元气蒸腾气化成为黏稠液体，由三焦输布到全身，散布于腠理间，滋润濡养细胞，渗入血管是为血液。

津与液不仅是黏稠与稀薄的问题，关键在于来源不同。腠理发泄，汗出溱溱，是为津，即便流失，也容易补充。而眼泪、唾液、精液、阴道黏液、胃肠黏液、胆汁是液，由精髓所化，流失以后，不容易补充。光喝水不解决问题，甚至会越喝越渴。

导致干的原因，一是阳气过亢，首先是外感六淫邪气中的火热或燥热邪气，比如《素问·热论篇》："岐伯曰：伤寒一日，巨阳受之，故头项痛，腰脊强。二日，阳明受之。阳明主肉，其脉侠鼻络于目，故身热目疼而鼻干，不得卧也。"又如《素问·阴阳应象大论篇》："热胜则肿，燥胜则干。"意思是说高烧的人，会耗伤津，导致干燥。

另一个是内因，由于饮食不当和七情欲火产生内热，耗伤津液。比如《素问·痿论篇》："脾气热，则胃干而渴，肌肉不仁，发为肉痿。"意思是说，体内脾胃过热，以至于细胞脱水，导致肌肉萎缩，麻木不仁。

导致干的原因二是阴失封藏，比如大汗、多尿伤津、腹泻、呕吐伤液、遗精、滑精、带下频仍伤精。肺主皮毛，司开阖。外感风邪，卫气失固，或者滥用发汗药物，会导致腠理开泄，津液脱失，甚至伤及阴血精液。《灵枢·营卫生会》有"夺血者无汗，夺汗者无血"的论述，《伤寒论》也有"衄家不可发汗""亡血家不可发汗"的告诫。意思是说，血汗同源，出血的人就不要再发汗，否则就会加重病情。现代社会滥用阿司匹林预防血栓，但是产生的副作用不可小觑，很多病人动辄汗出，甚至会导致汗毛、头发脱落。由于嗜食辛辣、香燥或饮食不节、不洁，或者滥用攻下、消导药物，会伤脾气，导致呕吐、腹泻，丧失津液。

另外的原因就是摄入不够，没喝水，自然也就津不足。普通人以为喝冷水、冰水才解渴，其实干渴的时候喝热水，才会减轻胃肠负担，有利于水快速消化、吸收，成为体液，滋润濡养身体。另外，越渴越要慢饮。一个品字告诉人们要小口喝水，三口即止，留有余地，方便消化吸收。而现代人光图痛快，灌水牛饮，结果导致胃中存有大量的冷水，不是尿出去，就是存下来，无法变成体液。喝水的学问还在于不喝淡水，淡水的副作用就是利尿，淡水穿肠过，体液无处留。所以古人要在淡水中加入苦味的茶叶，在吃西瓜的时候加入微量盐，目的就是为了防止津液流失。就补充体液而言，果汁、蔬菜汁中天然的酸碱平衡，微量元素搭配合理，最容易被人体消化吸收。

导致干的原因三是阳气衰微，气化不利。小肠有火热之性，能泌别清浊。膀胱是州督之官，蒸腾气化，化生津液。如果阳气衰微，就会出现"口干不欲饮"或"但欲漱水，不欲咽"的症状。严重的会出现饮水即尿，饮水不解渴，甚至越喝越渴的情况。《伤寒论》中治疗水气病的五苓散、苓桂术甘汤、真武汤等温阳利水的方剂，就是针对这种病症设立的。这时候就要越渴越喝热水，越渴越要吃热性的药物。普通人如果灌入了大量的水，也需要同样的治疗。

四是阴寒内盛，水饮痰湿凝聚，真阴不足。阳气衰微不能化水进一步发展，就会出现水饮痰湿留滞体内，成为新的致病因素。病人出现不干而渴的症状，如同在大海中漂流的人最终会渴死一样，体内尽管有水，但是是水毒，不是津液。治疗湿热的龙胆泻肝汤中使用生地的原因，就是照顾病人湿邪重同时真阴不足的病机。有的不干却渴，涎水横流，胃肠留饮，腹满水肿，但是口渴欲饮，需要用十枣汤、六磨饮子泻痰饮化水湿，阴寒去，津液自生。

阴液不足的人，需要饮食和药物调养，补充精髓，光喝水是没用的。古人用猪皮炖汤，或用猪皮冻作为药膳调养治疗鱼鳞病、蛇皮病。阴液极度匮乏的，古人用大补阴煎，就是猪脊髓加上黄柏、知母炖服。平常人们也可以炖骨头汤，敲骨吸髓。

　　渴是主观感觉，中医认为是心火，有的渴与身体干燥、津液不足有关，有的则完全由于情绪、情感得不到满足而产生。人在动心、激动、焦躁的时候总会觉得口干舌燥，咽喉发干，偶尔发生还算正常，经常如此就是病态了。三昧真火，非饮水能平，要么去降低欲望，要么就去静心。古人有咽唾养生法，就是治疗这种心浮气躁的好方法。还有就是按摩足底肾经的涌泉穴，滋养肾水，上济心火，坎离交泰，焦渴自平。

消　化

"消"发音同"小"，是削减、减小的意思，表示有形的物体体积的减少，也用于描述无形的物质、能量、时间的减少。"消"从水字边，原指固体的冰雪体积减小，变成液态的水。"消"同音、同义词"销"和同义词"烁"描述的就是固体的金属熔化成液态。

"消"在《黄帝内经》中使用很广泛，比如形容脑髓、骨髓减少。《灵枢·决气》："液脱者，骨属屈伸不利，色夭，脑髓消，胫酸，耳数鸣。"意思是说，过度发汗、失血、腹泻、遗精带下以至于丧失津液的人，关节间的润滑液也没有了，关节屈伸就不灵活，面色反而发红。因为脑髓是阴液的根源，丧失阴液最终会消耗脑髓、骨髓。病人会出现小腿酸、耳鸣的症状。

《灵枢·痈疽》："筋烂则伤骨，骨伤则髓消……阳气大发，消脑留项，名曰脑烁。其色不乐，项痛而如刺以针，烦心者，死不可治。"意思是说，痈疽溃烂到了近骨的时候，就会耗伤骨髓，进而影响脑髓，导致脑髓耗减。患者很痛苦，后脖子痛如针刺，最后心情烦躁，心神散乱而死。

"消"也形容人体消瘦。《素问·疟论篇》："因遇大暑，脑髓烁，肌肉消，腠理发泄。"说的是暑热大汗导致人脑髓减少，肌肉萎缩。《素问·风论篇》："其热也，则消肌肉。"《灵枢·五变》："热则消肌肤。"

说的是肌肉和皮下脂肪减少。

"消"也用来形容有形或无形病邪消失。《灵枢·刺节真邪》:"凡刺五邪之方,不过五章,痒热消灭,肿聚散亡。"

"消"也形容无形的能量——气的耗减。《素问·举痛论篇》:"悲则气消。"说的是过度沉浸于悲伤的情绪中,会导致人体能量耗减。《素问·阴阳别论篇》:"阳气破散,阴气乃消亡。"指的是阴阳互根,相互依存,一方消灭,另一方也不能存在。

回到我们所说的消化的主题。《灵枢·师传》:"胃中热则消谷。"《灵枢·大惑论》:"谷消故善饥。"《灵枢·经脉》:"其有余于胃,则消谷善饥。"说的都是胃对食物的消解功能。

总体来说,"消"表示的是量变,同一种物质的量减,也就是所谓的物理变化。消到了极处,就是消失、消散、消亡、消灭。但是根据物质不灭、能量守恒的原理,这种量变导致了质变,"化"也就应运而生了。

"化"的意思就是转化,质的变化,新的物质的化生。我们常说的"天地造化""化腐朽为神奇""化干戈为玉帛""庄周化蝶"就是这个意思。

就消化而言,大块的肉、成条的面、成颗粒的米、硬脆的蔬菜水果,经过我们的口腔咀嚼、胃的研磨,形成了乳糜,这就是消的过程。大块的猪肉消磨得再小,它还是猪肉。

当食物经过胃的研磨、消解、搅拌以后,被送到了小肠。小肠又称赤肠，是受盛之官，化物出于此。手少阳分泌的胰液和足少阳分泌的胆汁注入到了十二指肠，手太阳小肠为酶的工作提供了足够合适的温度，使得化的工作得以顺利进行。食物经过酶的作用重新组合，变成人的组织的时候，这个过程就被称作"化"了，这就是吃猪肉长人肉了。

作为催化剂的酶对于温度非常敏感，所以心肠不热的人就会对一些生性寒凉的食物过敏，比如牛奶、鸡蛋、海鲜，等等。现代医学说是患者体内缺什么酶，其实患者什么都不缺，就是因为小肠温度不够，酶不工作了。牛奶发酵以后，性质会变温。煮牛奶的时候加一些热性药物，比如干姜、荜茇，再喝牛奶就不会腹胀、腹痛、腹泻。吃鸡蛋也是如此，有人吃煮鸡蛋过敏，可是吃煎鸡蛋就没事，用葱花、韭菜炒的鸡蛋就更没事。外国人在煎鸡蛋上撒胡椒粉，也是一样的道理。

有的病人食欲不振，吃不进东西，有的则是食入即吐，有的是吃什么拉什么，那就是不消了。消且不能，更谈不上化了，有人也称之为"完谷不化"。一般是阳明胃肠出了问题，以实寒、虚寒为多见。

还有的病人，吃不了多少，却呕心沥血，日夜操劳，处在虚性亢奋状态，比如诸葛亮、雍正皇帝、李贺之类，他们属于能化不能消的人，只不过化的都是自身的精血，用来提前透支生命罢了，正所谓"春蚕到死丝方尽，蜡炬成灰泪始干"。

有的病人倒是能吃能喝，比如糖尿病人。古人称糖尿病为"消渴"，身体在逐渐消瘦，体力在下降，尿量却在增多，其特点就是能消不能化，不能把摄入的营养转化成自身的组织和能量。

还有的病人也是能吃，倒也不过多拉撒，就是不停地长肉长脂肪。这也属于能消不能化，问题出在少阳三焦、胆的功能衰弱，无法把有形的物质转化成能量。

在这里，我特别要讲讲水的消化，千万别以为喝水就能直接补充体液。如果没有胃把冰块消成水，没有胃把低于体温的水加热到一定程度，如果没有小肠对水化解，泌别清浊，没有膀胱的储藏津液，气化蒸腾（人在干燥干渴的时候，人体会自动蒸腾贮存在膀胱中的尿液，再化为体液），水是变不成人的津液的。那些水要么穿肠而过，要么蓄积中毒。喝得多尿得多，越喝越干燥，喝冷水也长肉的例子不胜枚举。我历来反对不分青红皂白，早晨起来先灌自己两杯水的说教。

消饮食的功能在阳明胃和大肠，化食的功能在少阳三焦和胆，化水的功能在太阳小肠和膀胱。六腑为阳，饮食属阴，阴阳和合，生机盎然。

中国人的健康理念源于中医的气、血理论，也就是气足有力为"健"，经络通畅顺达为"康"。

皮肤

"皮"，是表皮，"肤"，是皮下覆盖的组织，即介于皮肉之间的组织。

膏肓

"膏肓"就是骨髓。"膏"，的质地柔软，在皮下覆盖之浅，"肓"，的质地相对较硬，位置较深。

肌肉

"肌"，是绷紧、刚硬、发力的肉，"肉"，是松弛、放松、软的肌。

腠理

"腠"，是肉眼不可见的表皮间隙，"理"，是肉眼可见的表皮纹路。

脂肪

"脂"，是固体的油，"肪"，是肥厚、成块的硬脂。

干渴

"干"，描述客观状态，指人体内缺乏津液，"渴"，是喝水不足，不够的意思，表示主观的感觉。

饥饿

"饥"，是吃食不足，不够的意思，"饿"，表示主观愿望，是想进食的欲望。

消化

"消"，表示主我，即活着的心，包括情绪、情感、意识、思想、智慧、等等。"化"，的意思就是转化，新的物质的化生，指人体内缺乏津液。

性命

"性"，是心生，即活着的心，包括情绪、情感、意识、思想、智慧、等等。"命"，是口令，是天造地化，不以人的意志为转移的。

精神

"精"，是有形的物质，智慧的神叫做"魄"，控制有形的身体，影响人的知觉、饥渴、需要、冷暖、排泄等诸多本能的神叫做"魄"。"神"，是质的变化，新的物质、新的生命"神"。

魂魄

"魂"，控制有形的能量、信息、思想、意识、情绪、情感、智慧的神叫做"魂"，被保存在能感觉到自己的是"志"，也就是考虑自己的事。

"魄"，控制有形的身体，影响人的知觉、饥渴、需要、冷暖、排泄等诸多本能的神叫做"魄"。

思想

"思"，是自思，"想"，是相思。

意志

"意"，和"志"，都是"忆"的结果。"忆"，就是思考，忆的结果是"意"，也就是考虑自己以外的事物。

安定

"安"，是相对静止的状态。"定"，是相对静止，不变不动的意思。

宁静

"宁"，是企盼、期待将来发生的事情。"静"，是相对静止，不变不动的意思。

焦虑

"焦"，是火烧火燎的急躁。"虑"，是急切地企盼将来发生的事情。

惊悸

"惊"，是损人的心神受到突然刺激，袭扰以后出现的张皇失措的状态。"悸"，是突然启动、加快心跳的意思。

怔忡

"怔"，是停顿的意思。"忡"，是突然启动、加快心跳的意思。"怔忡"，两字连用，是心跳忽快忽慢、忽起忽落到自己快速的心跳的意思。

烦躁

"烦"，是发热、头疼的意思。"躁"，是手足乱动，不得宁静的急躁。

愧疚

"愧"，是心中有鬼，内心有愧，严重到能感觉到自己的是"志"。"疚"，是急性发作的、持续时间短的。

怨恨

"怨"，是在所愿不遂以后出现的失望、不满的情绪。"恨"，是遭受别人侵犯，伤害以后出现的想报复、反击的心理情绪。

疑惑

"疑"，是不信，确切地说是相信相反的那一面。"惑"，是一种不确定的心态。

忧愁

"忧"，是担心，恐惧将来要发生的事。"愁"，是一种无能为力，无可奈何的心态。

疼痛

"疼"，是急性发作的、持续时间短的疼痛。"痛"，是慢性的、长久持续的、深入的、冷凝的、憋胀的、钝挫的疼痛。

癫狂

"癫"，指病入头脑，行病久以后产生的自责和负罪感。"狂"，是阳症，阳气亢进和阳气过盛或者阴血不足，都可以导致癫疾发作。

疾病

"疾"，从矢，指人中箭，本义是急性病，"病"，或者是合并的疾，是加重的疾，从犬从王，是丧失人性，称王称霸之意。

创伤

"创"，指金属利刃导致的损害，程度深达肌肉，"伤"，在表皮，一般可以不用治疗。

哮喘

"哮"，是痈的演变、恶化、深入，由体表皮肤、肌肉发展到筋膜、骨髓，属于消化系统的问题。"喘"，是由于呼气受阻、挤压，产生的高频、尖锐的声音，是肺气上逆。

痈疽

"痈"，是皮下、肌肉组织间气血、脓液汇聚，形成的感染，创口比较浅，伤口比较深。"疽"，创在肌肉深处，感染以后脓血郁积较深，同时伴有红肿热痛，称为"疮"。

咳嗽

"咳"，是肺气上逆，"嗽"，是食气上逆。

疮疡

"疮"，伤在皮肤，出现感染后，伤口比较浅，"疡"，指病入头脑。

症瘕

"症"，本义是古代祭祀时奉献的半扇肉，后引申为宽大，描述的是疾病从无形的邪气发展到有形的积累。"瘕"，指邪气刚刚开始聚集，时聚时散，游走不定的状态。

肥胖

"肥"，多肉，"胖"，半体肉也，本义是古代祭祀时奉献的半扇肉。

第一辑 从性命谈起

性　命

"性"和"命"是两个重要的哲学和医学概念，是一个复杂严肃的话题，值得人们去研究探讨。古代真人早有论述传世，可惜千百年来传承错讹，伪说纷纭，歧义百出。到了今天，中医学界对这两个字讳莫如深，避而不谈。虽然人人在说性命攸关、性命双修、身家性命、养性延命，但是仔细一探求，含义却莫名其妙，这便是好读书而不求甚解。是返璞归真、正本清源的时候了。

按字的顺序是"性命"，可是解释的时候就得先说"命"了。不为什么，因为命是根本、基础，有命才有身心的生存、活动。

命者，口令也！拆开"命"字一看便知。其甲骨文字形，"令"字上面是"集聚"的"集"，下面是"人"，像跪在那里听命。从集从人，表示集聚众人，发布命令。徐锴注《说文解字》："号令者，集而为之。卪，制也。"令就是决定好了，让人必须执行的规矩。用英语表述的话，就是 order、in order、destiny。

"诰命"又称"诰书"，是皇帝封赠官员的专用文书。皇帝发布诏书第一句话就是"奉天承运"，假借天命，表明自己是在替天行道。这说明比天子更厉害的是"天命"，老天爷决定好了的，人人必须遵守执行，谁也别想违背改变。传达天命的人，现在有算命先生、灵媒，古代有巫觋。当然不乏假传圣旨的骗子。所谓知天达命，就是彻底了解了自己被先天决定好了的东西。孔子说他"五十而知天命"，言外之意就是五十岁以前一直想自己把握自己的命，到了五十岁才明白胳膊拧不过大腿，只能认命归顺。

《左传·成公十三年》："民受天地之中以生，所谓命也。"一句话道明了人是天地交流的产物，人的一生注定是被决定了。这就是天造地化、不以人的意志为转移的命。

现在算命的往往依照人的生辰八字，且不说婴儿出生的时间可以人为改变，但说各地时间与北京时间的差异，就是一本糊涂账。现代科学研究 DNA 的碱基配对序列，试图通过基因来揭示人的命。中国古人则认识到除了父精母血以外，精子卵子结合瞬间的天时、地势、人情同样会对人的命产生影响。如果说现代科学试图见微知著的话，中医则是见著测微，探究人生发展变化的规律，测定命的轨迹。《黄帝内经》就是一部揭示命的密码的书。《灵枢·天年》："岐伯曰：以母为基，以父为楯，失神者死，得神者生也。黄帝曰：何者为神？岐伯曰：血气已和，荣卫已通，五藏已成，神气舍心，魂魄毕具，乃成为人。"

《素问》开篇《上古天真论篇》就揭示了女性、男性的不同成长规律：

"女子七岁，肾气盛，齿更发长。二七而天癸至，任脉通，太冲脉盛，月事以时下，故有子。三七肾气平均，故真牙生而长极。四七筋骨坚，发长极，身体盛壮。五七阳明脉衰，面始焦，发始堕。

六七三阳脉衰于上，面皆焦，发始白。七七任脉虚，太冲脉衰少，天癸竭，地道不通，故形坏而无子也。"

"丈夫八岁，肾气实，发长齿更。二八肾气盛，天癸至，精气溢泻，阴阳和，故能有子。三八肾气平均，筋骨劲强，故真牙生而长极。四八筋骨隆盛，肌肉满壮。五八肾气衰，发堕齿槁。六八阳气衰竭于上，面焦，发鬓颁白。七八肝气衰，筋不能动，天癸竭，精少，肾藏衰，形体皆极。八八则齿发去。肾者主水，受五藏六府之精而藏之，故五藏盛乃能泻。"

在《灵枢·天年》中，又揭示了人的寿命以及相应的身心的变化：

"岐伯曰：人生十岁，五藏始定，血气已通，其气在下，故好走。二十岁，血气始盛，肌肉方长，故好趋。三十岁，五藏大定，肌肉坚固，血脉盛满，故好步。四十岁，五藏六府十二经脉，皆大盛以平定，腠理始疏，荣华颓落，发颇斑白，平盛不摇，故好坐。五十岁，肝气始衰，肝叶始薄，胆汁始减，目始不明。六十岁，心气始衰，苦忧悲，血气懈惰，故好卧。七十岁，脾气虚，皮肤枯。八十岁，肺气衰，魄离，故言善误。九十岁，肾气焦，四藏经脉空虚。百岁，五藏皆虚，神气皆去，形骸独居而终矣。"

命决定了人身的生长壮老的过程。人们常常把"生""命"连在一起说，慢慢的，"命"也就有了"生"的意思，翻译过来就是 life，动词就是 live、living。人生一甲子为寿，六十岁以前死，都算夭折。

八十岁为中寿，一百二十岁为长寿，尽其天年。

现在人们常说"命运"，最终搞得"命"和"运"不分。命是命，运是运。命是恒定不变的，运是有起伏跌宕的。生为苍蝇，就不要幻想去做蝴蝶，能够改变的只是在厕所里飞还是在厨房里飞。所谓医生治病不治命，说的就是医生只能暂时改变人的气血运行，无法更改既定的、注定的生命变化规律。病入膏肓、骨髓的时候，扁鹊说过："司命之所属，无奈何也！"

"性"是心生，也就是活着的心。相对于身体的存活，人的心理活动形成了人的"性"（nature、personality），包括情绪、情感、意识、思想、智慧、记忆，等等。相对固定的话，就形成了人的性格、性情。

人的天性、本性是由命决定好了的，一辈子不会改变的。具体说就是"神"。《灵枢·本神》说："生之来谓之精，两精相搏谓之神。"也就是说父母的精血结合赋予了孩子的"神"。神分阴阳、表里的话，就是魂魄。简单讲，魄属阴，主宰夜间人体的功能活动，藏于肺，主管浅表的身体的本能反应，比如知觉、欲望、寒热、温凉、饥渴、需要，等等，也就是人们常说的六欲；魂为阳，藏于心，主宰白天人的情绪、情感、记忆、智慧等高级精神活动，包括人常说的七情，即喜、怒、忧、思、悲、恐、惊。还有更深刻的感情，如爱恨情仇、贪嗔痴怨、迷恋、癫狂、瘾癖，等等。同性恋很大程度上是天性，加上幼儿时期的强化诱导，成年以后就固定成形，永生不变。

人的习性是出生以后被教育培养出来的心理功能，主要包括人的意识、思想，以及由此形成的价值观、判断力、智力，等等。习性是可以塑造和改变的，不能遗传，与天性正好相反。

习性包括人的共性，也就是在与人相处中，由集体赋予的一种性格特征，比如礼义廉耻、忠孝仁爱、贞节悌恕，等等。

道家和中医的生命观首先是贵生，认为生命是最宝贵的，千金难买。隋唐时期伟大的道家、医药学家孙思邈撰写了《千金要方》和《千金翼方》，起因就是他认为"人命至重，贵比千金"。

认识天命，了解本性，在此基础上去顺应天命、尽其天年。顺应天性、愉悦心神就是养性延命的基本思想。

子曰："死生有命，富贵在天。"狗尾续貂，我再加上两句："成败凭运，毁誉由人。"

精　　神

　　"精神"一词现在已经被滥用了，含义近乎"意志""思想""人格"，等等。

　　"精神"的本义并非如此，精是精，神是神！两个都是道学和中医学最基本的概念。精神之间有炁（音同"气"，也就是元气）。精炁神为人生三宝，精炁神学说就是中医最基本的哲学基础，而"精神"就是精炁神理论的高度概括。

　　精是有形的物质，是化生炁和神的基础。"夫精者，身之本也"（《素问·金匮真言论篇》）。人是由天地之间物质和能量交流产生的，可以说人是天地之精。《灵枢·本神》："天之在我者德也，地之在我者气也，德流气薄而生者也。"而人类繁衍，生生不息，是由于男女精血交媾而产生了新的生命，"故生之来谓之精，两精相搏谓之神"（《灵枢·本神》）。来自父母的"精"，也就是说精子和卵子，它们在结合的一瞬间，新的生命"神"就诞生了。一个"搏"字形象地描述了生动活泼的介于精和神之间的生命力，也就是"炁"的状态。

　　胎儿在母亲体内孕育，靠母体的血液滋养，完成身体早期的生长发育，也就是物质基础的积累，特别是大脑、脊髓的发育，这个阶段是化母血为儿精的过程，也是精的积蓄。《灵枢·经脉》曰："人始生，先成精，精成而脑髓生。骨为干，脉为营，筋为刚，肉为墙，皮肤坚而毛发长。"与此同时，婴儿的神也在发育、分化、分工。《灵枢·天年》曰："血气已和，荣卫已通，五藏已成，神气舍心，魂魄毕具，乃成为人。"道家认为人神共有三魂七魄，缺一不可，这一点我在《魂魄》中会有具体论述，在此姑且理解为大脑、脊髓的功能。

人在出生以后，呼吸空气，摄入母亲精血化生的乳汁，囟门未闭，头颅留有空间供脑髓继续发育生长。随着身体的增高，脊髓、骨髓也在不断地填充。这仍然是一个精的不断积累的过程。虽然也有损耗，比如萌生乳牙等，但是积累远远大于消耗。在这个阶段，魂魄虽然毕具，但是比较脆弱，容易受到伤害、发生改变，比如小儿受到惊吓，出现夜啼、抽搐、昏睡症状，老百姓称为"丢了魂"。母乳喂养也是很关键的，这时候的孩子是纯阳之体，有足够的热量来消化阴寒的奶，使之变成自己的精髓。几年前曾有无良商家制造假奶粉，致使好多婴儿出现大脑发育不良，神智缺陷，落下终生残疾。

人在出生以后，大脑的另外一个功能也开始发育，就是意识和思想。与先天的本神不同，后天的意识和思想是可以人为塑造的，也是可以改变的。由于生长环境的不同，接受教育的差异，人会形成不同的理念、价值观。而在幼儿时期，由于先天的神比较脆弱，后天的教育很有可能影响甚至改变幼儿的本性。我在治疗抑郁症患者的过程中发现，很多病人的病根源于儿童时期父母的伤害和教育失当。一些同性恋者的经历也证明，幼儿时期父母强迫孩子打扮成异性，或总是同异性玩耍是诱发同性恋的主要因素。人常说："三岁看大，七岁看老。"

说的就是女孩七岁、男孩八岁之前的这个关键阶段。

精髓作为物质基础，在早期积累完成以后，就逐渐流失、消耗，尽管也有填充，总体趋势是由负增长到纯减少，直到油尽灯枯。概括精的供养，基本上有三个方面。首先是养神，包括人的智慧、情感、记忆，等等，也就是我们今天广义的"精神"。这就是所谓的物质变精神的过程。道家和中医称之为炼精化炁，炼炁化神。精存于脑髓，高高在上，如雨露下降至丹田，蒸腾化炁，通过三焦输布全身腠理，沿任督脉上济于心脑养神。如果精髓枯竭，无物可化，或丹田冰冷，无力无能转化精产生炁，或任督脉不通，炁无法上济于心脑，都会导致神失所养，轻则智力缺陷，中则黯然神伤，重则神明消灭，变为异物。

其次，精转化为液，濡养滋润全身。由三焦温煦气化，化骨髓为液先润骨，骨头就有弹性。很多老年人由于精不足，骨头干脆，稍微磕碰就会骨折。再润筋，就是肌腱。很多人抽筋或者肌腱摸上去咯噔作响，也是精血不足的表现。再润脉，精不足则动脉硬化，毛细血管脆裂容易出血。再润肌肉，精不足则肌肉萎缩干瘪。再润皮肤，精不足则皮肤干燥皲裂，皮下没有脂肪。最终滋养毛发，精不足则毛发干枯焦黄或者脱落。

人体的津液，津可以通过饮食补充，而液必须由精化生，包括血液、唾液、精液、白带、泪液、汗液、胆汁、胰液、胃肠黏液，等等。白血病、再生障碍贫血的病人必须要做骨髓移植，就是这个道理。人之将死，汗出如油，也是精枯脱液的表现。大吐大泻的病人，损失的也是精液。伤精之最莫过于遗精、带下、堕胎、失血。

精的最重要的功能就是化生新精，繁衍后代。女孩子到了七岁就开始换牙，黄毛丫头也长出了黑油油的头发。到了十四岁开始来月经，有了排卵功能，理论上可以生育了，但是为时过早。随着年龄增长，身材也开始有变化，第二性征出现，乳房隆起，阴毛生长，骨盆变宽。《素问·上古天真论篇》："二七而天癸至，任脉通，太冲脉盛，月事以时下，故有子。"其中的天癸就是人的精化生的类似于激素的物质，用于推动性功能。二十一岁的时候是女人最美的时候，智齿也长出来了，身体也发育到了极限，个子不再长高，骨盆也不再加宽，乳房也不再变大。这时候精充血足，是生育的最佳年龄。二十八岁是身体最强壮的时候，筋骨肌肉都很发达，头发又黑又长也不分叉，但也是女人走下坡路的开始。到了三十五岁，足阳明胃的功能下降，红润的脸色变得有些黑黄，开始掉头发了。到了四十二岁，六腑的功能衰弱，脸上出现大面积黑斑，头发也变白了。到了四十九岁，天癸没了，也就没了排卵和月经，不能再生育了。

男孩子八岁开始换牙，头发变得粗黑。十六岁天癸如期而至，出现遗精，长出了胡须，有生育能力了。二十四岁生长智齿，个子也不再长了。三十二岁身体最强壮，筋骨隆盛，肌肉满壮。到了四十岁，肾气衰，也就是精气不足，头发脱落，牙齿松动、枯槁。四十八岁的时候，阳气衰竭于上，脸色变黑，发鬓斑白。五十六岁肝气衰，筋不能动，出现阳痿，天癸竭，精子数目减少，肾脏衰，形体疲惫，开始抽抽。到了六十四岁，头发和牙齿都掉光了。

《素问·上古天真论篇》为我们描述的其实就是精释放消耗的过程。普通人如此，但是知道养生之道的人，知道保精全形的人，则有可能活得更健康更长久。《素问·上古天真论篇》："乃问于天师曰：余闻上古之人，春秋皆度百岁而动作不衰。今时之人，年半百而动作皆衰者，时世异耶？人将失之耶？岐伯对曰：上古之人，其知道者，法于阴阳，和于术数，食饮有节，起居有常，不妄作劳，故能形与神俱而尽终其天年，度百岁乃去。""帝曰：夫道者年皆百数，能有子乎？岐伯曰：夫道者能却老而全形，身年虽寿，能生子也。"

精是有限的，逐渐衰减的，用途有三，所以节约精的办法，就是节欲、存液、养神。出家之人，断色欲，存精养神，用于开启智慧。养生的人，恬淡虚无，精神内守。反其道而行之的人，就是"以酒为浆，以妄为常，醉以入房，以欲竭其精，以耗散其真，不知持满，不时御神，务快其心，逆于生乐，起居无节，故半百而衰也"。

那些喝着春药恣情纵欲的人，抽烟吸毒的人，得到了欲仙欲死的快感，耗伤的是供养一生的精。乐得其所，死得其所。

魂　　魄

"魂魄"是道家和中医的基本概念，在中国历史文化中留下深深的烙印。人们常说的成语有"失魂落魄""魂飞魄散""三魂七魄""勾魂摄魄""神魂颠倒""魂不附体""借尸还魂""惊心动魄"，等等。人们习惯的用语有"神灵""幽魂""灵魂""魄力""鬼魂"。葛洪在《抱朴子》中说："人无贤愚，皆知己身之有魂魄，魂魄分去则人病，尽去则人死。"时至今日，传统文化屡遭破坏、打击，中华文明逐渐湮没消失，"魂魄"二字也就剩下一具空壳，很少有人知道它的含义了。现在是到招魂的时候了。

要解释"魂魄"，就必须先说"神"。我在《精神》一文中重点介绍了"精"，在本篇就得说说"神"。神有天神和人神，道家认为二者是一个，二者相应、感应，故称天人合一。

《说文解字》："天神，引出万物者也，从示申。"示是"天垂象，见吉凶，所以示人也。从二三垂，日月星也。观乎天文，以察时变。示，神事也。凡示之属皆从示。"申是引申、延伸的意思。"神"其实就是造物主，翻译成英语就是 god。

人以及人神也是自然的产物，为神所引申。《灵枢·本神》："天之在我者德也，地之在我者气也，德流气薄而生者也。"个体的人以及人神是父母之精结合的瞬间诞生的。《灵枢·本神》又说："故生之来谓之精，两精相搏谓之神。随神往来者谓之魂，并精而出入者谓之魄。"来自父母的精也就是说精子和卵子结合的一瞬间，新生命的"神"就诞生了。

婴儿在母体等到身体和神发育到了一定阶段就出生了。外国人以出生日期为生日，计算年龄。中国人以精卵结合瞬间为生命开始，胎儿在母体之中就已经计算年龄，故称虚岁。《灵枢·天年》曰："血气已和，荣卫已通，五藏已成，神气舍心，魂魄毕具，乃成为人。"把神细分的话，可以分为魂、魄，魂随着无形的神气运动，魄则伴随着有形的精出入，一阴一阳，一高一低。

《人身通考·神》中说："神者，阴阳合德之灵也。……惟是神之为义有二，分言之，则阳神曰魂，阴神曰魄，以及意智思虑之类皆神也。"又说："盖神之为德，如光明爽朗，聪慧灵通之类皆是也。魂之为言，如梦寐恍惚，变幻游行之境是也。神藏于心，故心静则神清。魂随乎神，故神昏则魂荡。"

《素问·五藏生成篇》曰："心者，君主之官，神明出焉。""心藏神"，白天的时候，魂魄皆藏于心（囟）中，胸腔之内，膻中两侧有神封、灵墟、神藏三穴，颅顶有本神、百会（百神之会）两穴；到了夜间，魂入血，藏于肝休眠，魄司职，藏于肺，故在背俞穴肺俞旁有魄户，肝俞旁有魂门。

孔颖达的解释是非常到位的，他说："魂魄，神灵之名，本从形气而有，形气既殊，魂魄亦异。附形之灵为魄，附气之神为魂也。附形之灵者，谓初生之时，耳目心识、手足运动、啼呼为声，此则魄之灵也。附气之神者，谓精神性识渐有所知，此则附气之神也。"

控制无形的能量、信息、思想、意识、情绪、情感、智慧的神叫作魂；控制有形的身体，影响人的知觉、饥渴、需要、冷暖、排泄等诸多本能的神叫作魄。可以粗浅地说，魂是脑和心的功能，魄是脊髓功能。我上大学时，在生理课上为青蛙做活体试验，现在想起来有些残忍。先用钢针从椎孔捅进青蛙的脑袋，把大脑破坏了，这时候青蛙算已经死了，再把浸泡有浓硫酸的小纸片放到青蛙的肚子上，这时候已经死了的青蛙蹬动双腿，往下拨拉烧灼自己的纸片。这个场面现在想起来都很震撼。这就是典型的魂去魄在。

汪蕴谷在《杂症会心录》中指出："人之形骸，魄也。形骸而能运动，亦魄也。梦寐变幻，魂也。聪慧灵通，神也。分而言之，气足则生魂，魂为阳神，精足则生魄，魄为阴神。合而言之，精气交，魂魄聚。其中藏有真神焉，主于心，而虚灵不昧聪明知觉者也。若精神衰，魂魄弱，真神渐昏。"

所以人们说锻炼体魄，野蛮其体魄，培养魄力，就是在物质层面上说的。我的法国学生学习太极拳以后，跟我说自己最大的收获就是本能反应增强了。以前打篮球别人传球给她，她接球总是慢半拍，篮球老是砸在自己脸上，不知道毁了多少眼镜。现在反应迅速，再也没有换过眼镜。

想了解魄的功能，观察一下人睡觉就可以了。这时候人仍有心跳、呼吸。伤魄或落魄的人，会打鼾、憋气，甚至会呼吸、心跳骤停。肠胃仍然在消化，头天晚上虽然吃饱，早晨起来又觉饥饿。反之就会出现食积不化、嗳腐吞酸、口臭咽干的症状。小肠在泌别清浊，膀胱在贮存尿液，反之就会出现遗尿、起夜。性功能也在夜间恢复生机，头天性交疲软，凌晨阴茎自然勃起。反之则出现滑精（无梦而遗精）、带下。沉睡之中，人知冷热，热蹬被子，冷加覆盖，都是魄在工作。不知冷暖，感受寒凉邪风，也是魄离职守。睡梦之中人有惊觉，随时觉醒，也是魄的功劳。睡死过去、梦魇不醒，或者警惕过度、睡眠浅显，都是魄的问题。道家讲的七魄，大约就是分别表述以上功能。七魄的具体名称是：尸狗、伏矢、雀阴、吞贼、非毒、除秽、臭肺。

想了解魂的功能，就要观察人的精神、情绪、情感、智慧，以及晚上的梦境。道家细分三魂：胎光、爽灵、幽精。胎光就是生命之光，故称神明，是人最宝贵的。所谓黯然神伤者，就是胎光晦暗，人就会出现抑郁，满眼灰色，了无生趣，甚至求死。丢魂若失胎光，就是所谓的行尸走肉，虽然身体仍然在活动，也有思想意识，但是在道家和中医眼里已经是死人一个。胎光也是人生命力和自愈能力的源泉，医家判断可治不可治的标准也是看有神无神。胎光泯灭，就是司命之所属，扁鹊、华佗亦无能为力了。

爽灵是人的快速灵动的反应，也就是人们常说的聪明、智慧。灵是沟通天地鬼神的功能，也就是人们常说的直觉、第六感。"灵"繁体字写作"靈"，是巫觋念动咒语、祈求下雨的意思。人神沟通天地鬼神谓之灵应、灵验。国人说话中的"灵不灵"也是此意。人们常说的灵魂，本义就是单指三魂之中的爽灵。小孩子聪明伶俐也就是天赋爽灵出色，弱智的孩子要么是丢了爽灵，要么就是爽灵发育不良。腧穴中有灵台、灵道、青灵三穴，是提高智力的要穴。

幽精相对低调、冷静，是控制人体性腺、性器官、性取向、性高潮的关键。女子十四、男子十六天癸至，来月经，出现遗精，就是幽精在发号施令。同性恋、恋物癖、裸露癖、异装癖、兽交、恋童，等等，都与先天的幽精有密切的关系，当然也受三至七岁后天环境影响。情爱也出自幽精，是精神享受。男人看见异性，阴茎勃起，瞳孔放大，这是魄的反应，未必触动心神，只有同所爱的人性交，才会有愉悦的享受，才是触动幽精。很多人找妓女性交或者手淫，以满足身体欲望，但事后感觉悔恨、内疚，就是魂伤神伤的表现。

支持胎光、爽灵、幽精神明之火燃烧的就是炁（元气）。炁由精化，由丹田沿任督脉上济于心脑。元精、元气不足是神明泯灭的根本原因。

三魂夜晚藏于肝，本当静养休息，但是如果各种原因搅扰神魂，就会出现魂不附体，出现难以入睡、早醒的症状，或魂魄飞扬，出现多梦浅睡的问题。有人整宿无眠，睁着眼睛到天亮，时间长了，就痛不欲生，但求一死。其实就是魂魄不得交替，有动无静。

伤魂之最，莫过于情绪和情感刺激。《灵枢·本神》曰："肝悲哀动中则伤魂，魂伤则狂忘不精，不精则不正，当人阴缩而挛筋，两胁骨不举，毛悴色夭，死于秋。"张仲景在《金匮要略》中有"邪哭使魂魄不安者……魂魄妄行，阴气衰者为癫，阳气衰者为狂"之说。养魂之法全在养心，"恬淡虚无，真气从之，精神内守，病安从来？"护心之法要培养坚强的意志，端正生命为贵的价值观。还要增强心包的功能，使心安而不惧。已经失魂者，中医使用艾灸神阙，针刺神门、人中等办法快速回神。

伤魄之最，莫过于纵欲无度。《灵枢·本神》又曰："喜乐无极则伤魄。"养魄之道全在调息，魄藏肺中，有意识地掌握呼吸方法，调节呼吸的节奏，有利于安抚将养魄。肛门又称魄门，有意识地做提肛动作也是存魄的好方法。

药物之中，人参、茯神、琥珀、龙骨、龙齿、龙眼肉、朱砂、女贞子、磁石、生铁落，等等，都有安精神、定魂魄或养魂魄的作用。古人的经验值得我们尊重、学习。

下面附上几则医案，以便大家更好地理解魂魄。

明代李时珍的《本草纲目》中有魂魄离体的记载："有人卧则觉身外有身，一样无别，但不语，盖人卧则魂归于肝，此由肝虚邪袭，魂不归舍，病名曰离魂。用人参、龙齿、赤茯苓各一钱，水一盏，煎半盏，调飞过朱砂末一钱，睡时服，一夜一服。三夜后，真者气爽，假者即化矣。"

清代鲍相敖的《重订验方新编》中也有离魂症的记载："忽有人影，与己随行坐卧，多则成形，与己无异。用党参五钱（脉有力者用人参一钱，或用高丽参三钱亦可），辰砂、茯苓各三钱，煎服数剂，形影不见。"

　　清代沈源的《奇证汇》中记金少游治徐太乙之女案："年十六，许字巨族。而太乙日窘，女忧虑不食不寝，长卧目不瞑。太乙往郡城售丝未归，女卧床上，自言曰：若许，丝止价四钱八分，不满五数。侍者询其何以知之？答曰：予方随父入市也。太乙归，少游先问其丝价，太乙言其数，果符。少游云：此离魂病也。用人参、黄连、龙齿安魂等药，平复。"

思　　想

"思"，繁体字写作"恖"，"心"的上面加"囟"。囟门是婴儿大脑发育完成最后闭合的地方，代表大脑。道家认为脑为先天"元神之府"，心为后天"识神之府"。所以"思"几乎涵盖了人的所有心理活动，是先天本能与后天意识的结合统一，是仅次于悟的层次。

《灵枢·本神》说："心有所忆谓之意，意之所存谓之志。因志而存变谓之思，因思而远慕谓之虑，因虑而处物谓之智。"意思是说，心理活动形成了意，保存的意就是记忆，叫作志。根据记忆进行变通的考虑就是思，基于思考对将来有预测期待就是虑，对虚幻还没发生的事情进行抽象思维就是智。

举例来讲，当人的手碰到火的时候，很快就抽回来，这种本能反应是无意识的，不经过思考的，被称为觉。有了被火烫的经历以后，记住了感觉或知识，形成了记忆，就是志。根据记忆，以后就会远远躲开火，这就是识。自己没被火烫过，但是看到类似的场面，或者被人告诉过类似的经验，这就是知。掌握知的方法，就是学。实践所学的知识，就是习。

大多数动物都会发展到这个层面，但是人类的伟大在于"心有所忆"，"因志存变"，也就是在觉、知、志、识的基础上，通过自己的独立思考、变通，形成意识和思想。就火而言，人类通过思考，晓知利害，不仅不再畏火，反而学会了钻木取火，用火取暖、炙烤食物、治疗疾病、吓阻野兽。这就是人类思想之所在，伟大之所在。

"思"有时也用来代表本能、欲望。《素问·热论篇》："十日太阴病衰，腹减如故，则思饮食。"意思是说，发烧十天以后，寒气在足太阴脾经逐步衰减，腹部不像原来那么胀了，就有了食欲，想吃东西了。《素问·痿论篇》中云："思想无穷，所愿不得，意淫于外，入房太甚，宗筋弛纵，发为筋痿，及为白淫。"这里说的是性幻想，不着边际，无穷无尽的欲望想法，无法实现满足。因为后天意识过于急迫强烈，性交的时候用力、用时过度，最后导致阴茎疲软萎缩，出现漏精、遗尿的毛病。人们所说的饱暖思淫欲也是这个意思。

另外，思是"七情"之一，与喜、怒、忧、悲、恐、惊并列，属于人之常情。激烈和过度的情绪变化，会影响心包和心的功能，进而影响脏腑、气机的运行。《素问·阴阳应象大论篇》说"思伤脾"，《素问·举痛论篇》说"思则气结"。意思就是说过度地思考问题，用心用脑过度，就会使气机阻滞，影响消化和吸收功能。很多人饭后就觉得困倦，非得睡觉不可，其实就是思虑与脾胃气血产生了矛盾，导致身体顾此失彼。有的人喜欢在吃饭的时候看书、读报、讨论思考问题，最终导致消化不良，这就是因思伤脾。而有的人吃得过饱，饮食过量，肠肥脑满，也就没了心思去研究思考问题，这就是因食伤。人想要保持旺盛的斗志和求知欲，还是吃个七八分饱，留点儿饿的念想为好。

《灵枢·本神》说："怵惕思虑者则伤神,神伤则恐惧,流淫而不止。"这是说因为过度害怕,出现了心慌心跳,加上思虑过重,最后伤神,出现莫名无由的恐惧,吓得遗精、大小便失禁。

在更深的感情层面上,思表现为相思、牵挂、惦念,严重的就是相思病。这是后天意识与先天情欲二者的共同作用,也就是所谓的勾魂,所以失恋的人被称为失魂落魄。

有个小故事说久居深山的小和尚进城,第一次见到了女人,就询问老和尚那是什么。老和尚吓唬他说:"那是吃人的老虎。"晚上回到了深山寺院,小和尚翻来覆去睡不着,老和尚问他怎么了,小和尚说他想老虎。女人触动的是小和尚先天的本能、元神,而老和尚灌输给小和尚的是后天的思想、意识,两者如果矛盾对立的话,人就会迷惑、痛苦。

人生一世,不可能让思想完全顺应先天本能,那样的话与动物无异。大马哈鱼为了洄游产卵,牺牲自身为后代提供营养。雄螳螂性交射精后即被雌螳螂啃食。那些恣情纵欲、酗酒、服用春药的人似乎顺应了本能,但是耗散了真精,湮灭了神明,缩短了生命。这时候,理性冷静思想的光辉就显得尤为重要了。

"思"是不及物动词,"想"是及物动词。思是自思,也就是考虑自己的事。想是相思、他顾,也就是考虑自身以外的事物。所以习惯上说我想你,不能说我思你;我自思,不能说我自想。《黄帝内经》上说的"高下不相慕"，就是有思无想的境界，不相干、不攀比，也就省去了很多麻烦。

人类不能无限度滋生扩张自己的思想，压抑本性，违背自然、人生之道。更不用说那些基于错觉、幻觉、谬识、伪知形成的思想，更会给自身、社会带来灾难。老子说过："不尚贤，使民不争。不贵难得之货，使民不为盗。不见可欲，使民心不乱。"可是，我们今天的社会从小灌输给人们的思想就是竞争、斗争、名利、货殖、攀比，等等，使得很多人忘记本性，但"竞逐荣势，企踵权豪，孜孜汲汲，惟名利是务。崇饰其末，忽弃其本，华其外而悴其内"（《伤寒论·序》）。这些人真的需要改变价值观，进行一些"忘我"的治疗了。这个"我"，就是被后天环境塑造的思想。改造思想，确实是我们的当务之急。

《素问·上古天真论篇》中提到了一个理想的做人境界，那就是先天本能欲望和后天意识思想的完美统一结合，也就是做圣人的境界。书中说："其次有圣人者，处天地之和，从八风之理，适嗜欲于世俗之间，无恚嗔之心，行不欲离于世，被服章，举不欲观于俗，外不劳形于事，内无思想之患，以恬愉为务，以自得为功，形体不敝，精神不散，亦可以百数。"大意是说，比起出世离俗的真人和至人而言，圣人不仅顺应天地的变化，与自然和谐共处，而且入世随俗，和普通大众和谐共处，不愤世嫉俗，不标新立异，无论穿着打扮，还是行为举止，都随自己的心愿，也让别人看着舒服。外面没有加班加点、点灯熬夜的工作，内心没有什么想不通、整不明白的思想，过着平平淡淡、坦然从容的生活，能自得其乐，用不着求别人，形体身躯功能健全，不残不缺不瘘不废，活个百八十年没有问题。

意　志

　　"意"和"志"都是名词，是心理活动"忆"的结果。"忆"的繁体字写作"憶"。《灵枢·本神》说："心有所忆谓之意，意之所存谓之志。"

　　人有多种心理活动，最浅的心动层次是欲。人们常说的七情六欲中的六欲，就是指耳、目、口、鼻、肛门和阴茎（阴道）的本能欲望。饥欲食，渴欲饮，精满欲交合，男需女，女要男，腹满欲便溺，目欲见色，耳欲闻声，鼻欲嗅香。《吕氏春秋·贵生》中说："所谓全生者，六欲皆得其宜者。"意思是说人活得不仅要有量，还要有质，前提就是这六种基本的欲望得到满足。这种心理活动是先天本能，不教而会，不学而能。在这一点上，人与动物无异。

　　人为万物之灵，在于人有更深层次的心理，比如说"情"，也就是情绪变化，也就是七情六欲中的七情，即喜、怒、忧、思、悲、恐、惊。七情是人之常情，但是长久、过度、剧烈的情绪变化，则会影响身心健康。《素问·灵兰秘典论篇》中说："膻中者，臣使之官，喜乐出焉。"意思是说手厥阴心包的募穴在膻中。心包就是掌管控制人的情绪变化的器官。心包功能强大的人，一般比较平和，不会因鸡毛蒜皮的小事影响情绪。而心包较弱的人，一般比较情绪化，易激动，好悲伤，情绪起伏跌宕，久久不能平静。反过来讲，外界刺激过于剧烈，也会伤及心包的功能，也就是我们所说的伤心，最终就直接影响心神，进而影响全身气血运行。《灵枢·口问》中说："悲哀忧愁则心动，心动则五脏六腑皆摇。"由此导致气机紊乱："怒则气上，喜则气缓，悲则气消，恐则气下……惊则气乱……思则气结。"（《素问·举痛论篇》）或者伤及全身脏腑功能："怒伤肝"，"喜伤心"，"思伤脾"，"忧伤肺"，"恐伤肾"（《素问·阴阳应象大论篇》）。

人的比较高级的心理活动层次就是"感"，也就是感情和情感活动，就是所谓的动情，诸如爱恨情仇、贪嗔痴怨。如果说七情六欲仅仅是动物本能的话，感情似乎为人类所独有。比如情爱，"问世间，情为何物？直教生死相许。"动情生爱直接触及人的心神，让人产生如痴如醉、欲仙欲死的感觉，使人沉醉其中不能自拔，一旦丧失，便失魂落魄，如行尸走肉。

人的心理活动最高级层次就是"悟"，或称觉悟、顿悟，结果就是通神。《素问·八正神明论篇》载："岐伯曰：……神乎神，耳不闻，目明心开而志先，慧然独悟，口弗能言，俱视独见适若昏，昭然独明，若风吹云，故曰神。"这种开慧觉悟的层次，是众多修行、参禅人的追求，也是成佛的标志。

我们要说的"忆"是介于"感"与"悟"之间的心理活动。简单地说"忆"就是思考，忆的结果是"意"。"意"是出生以后人为训练培养出来的意识、思维、思想。古人将意归于后天之本脾，认为"脾藏意"。被保存的记忆是"志"，比如永志不忘、日志，等等。古人认为"肾藏志"，这和肾主骨生髓、脑为髓海有直接关系。现代人所说的志，变成了志向、愿望的意思。

人类没有虎豹的尖牙利爪、马鹿的奔跑逃逸速度，仅仅依赖人的本能很难生存。所幸有意识思维，懂得利用火焰、工具，趋利避害。所幸有记忆，得以代代相传，增益累积。所以，意志是人类最可宝贵的。意是后天培养形成的，所以和生存、生长的环境有很大的关系。现代有很多关于呆傻的狼孩、猴孩的报道，就证明即便有先天的遗传，不经过人的教养，人和低级动物言行无异。

意的最初阶段是识，也就是辨识、意识。目辨色，耳辨音，鼻辨臭，舌辨味，身辨觉，进而辨利害、美丑、善恶等，形成判断。得意的主要手段是学，以学获知，通过学可以掌握前人积累的经验教训。学的重要手段就是背诵，也就是志，以此来大量存贮知识。有了知识以后还需要亲身实践，使得死板的知识融会贯通，为我所用，此所谓习。通过学习，再加上自己独立的思考，就会形成自己的思想。正如孔子所言："学而不思则罔，思而不学则殆。"

意为心音，是内心的振荡、波动、起伏，流露出来为声，或言或语，写出来为文，画出来为图符，刻出来为篆纹，塑起来为偶像，保存在内心成为记忆就是志。如果内心相通，产生共鸣的话，根本就不需要流露表达，此所谓心心相印、拈花微笑、尽在不言中、得意忘言、得意忘形。如果言语拙劣，互不理解，就会出现言不由衷、词不达意、意在言外、只可意会不可言传等诸多问题。

《庄子·天道》中称："语之所贵者，意也。意有所随，意之所随者，不可以言传也。"意思是说，语言有时跟不上人的心理变化，所以有的心意是无法用语言表达的。陶渊明有诗云："此中有真意，欲辨已忘言。"所以古人传授心意，思想往往是口传心授，强调心领神会。磨炼调节学生的心境，就像调收音机的波段、电视机的频道一样，调整对了自然会产生共鸣，理解老师的意思。如果学生的根器形质有问题，那就如同磨砖成镜，白费功夫。

常言道："医者，意也。"关于这句话有多个版本的解释论述，其实一句话就能说明白了。这句话就是："巫者，神也。"巫觋用神通看病，望而知之，祝而治之。医生还需要用后天的意来看病，没那么神，但是一样有效，而且不伤医生的身心，也达到了一个很高的境界。

隋唐间人许胤宗，"每疗，无不愈"。故人问曰："公医术若神，何不著书以贻将来？"胤宗答道："医者，意也，在人思虑。又脉候幽微，苦其难别，意之所解，口莫能宣。且古之名手，唯是别脉，脉既精别，然后识病……脉之深趣，即不可言，虚设经方，岂加于旧。吾思之久矣，故不能著述耳。"许胤宗内心对疾病的认识和体会已经到了用言语、文字难以表达的境界。

《后汉书·郭玉传》载："（郭玉）对曰：医之为言，意也。腠理至微，随气用巧，针石之间，毫芒即乖。神存于心手之际，可得解而不可得言也。"郭玉所说的就是后天意识与先天神明相通的一种境界。

人为的思想、意识如果符合自然之道的话，我们称之为德。违反自然之道的思想，可谓无德或缺德。养生处世之道，不过就是调和后天的意志与先天本能、神明的关系。"志意者，所以御精神、收魂魄、适寒温、和喜怒者也"（《灵枢·本藏论》）。如果我们完全顺应自然先天的本能，那也就是个动物。如果我们完全按照后天的教育压抑自己的本性活着，就会很痛苦。关键就是要在意志和欲、情绪、情感、神明之间找个平衡点，这样才能尽其天年，度百岁乃去。

可惜从古至今，很多人不是"以酒为浆，以妄为常，醉以入房，以欲竭其精，以耗散其真，不知持满，不时御神，务快其心"，就是"思想无穷，所顾不得，意淫于外"，最终结果只能是"半百而衰"。

安　定

　　北京有个安定医院，专门治疗精神疾病。人们经常服用的治疗失眠的药也叫安定。还有一种治疗早搏、心律不齐的药叫作心得安。情绪、情感、精神的不安、不定，确实是困扰现代社会人们的主要问题。

　　"安"是会意字，有女在家，有家护女。女属阴性，主内主静，主封固闭藏。《素问·阴阳应象大论篇》中说："阴在内，阳之守也。阳在外，阴之使也。"所以"安"有保全、稳定、静谧的意思。

　　从风水、堪舆的理论来讲，三面环山封闭，一面开口出入的地势被称为安。因为它易守难攻，有安全保障，适合定居建设城市。中国城市凡是地理环境符合上述条件的，一般都以"安"字命名，比如长安、临安、安阳、淮安、黄安，等等。

　　建城是这样，盖房子也是一样。汉武帝有金屋藏娇的典故。普通人也渴望安居乐业。安居不是定居，正如歌中唱道："我想有个家，一个不需要多大的地方，在我受惊吓的时候，我才不会害怕。"杜甫有"安得广厦千万间，大庇天下寒士俱欢颜，风雨不动安如山"的梦想，是因为他的草堂被狂风卷去了屋顶，自己的身体在凄风苦雨中瑟瑟发抖，不安和渴望安全的心情油然而生。普通人身体得到了庇护，内心才会感到安全。强者以天为被，以地当床，四海为家，无处不安。弱者即便是待在保险箱里面，一样感到恐惧紧张，没有安全感。

就安身立命而言，欲求"形与神俱，度百岁乃去"，就必须像《素问·上古天真论篇》所说的那样去做："是以志闲而少欲，心安而不惧，形劳而不倦。"人神最贵，心为君主之官，为藏神之所。心包为臣使之官，护卫心脏。人神若得心血涵养，心包卫固，自然安生。《黄帝内经》数次提到了"五脏安定"一语，就是由于五脏属阴，主藏精气神而不泄。

如果人的情绪出现剧烈变化，就会突破心包，搅扰心神。中医七情致病学说详细精确地描述了这一病理变化规律。正所谓"怒则气上""恐则气下""惊则气乱""思则气结""悲则气消""喜则气缓"。常人皆知五脏六腑，学中医的知道应该是六脏六腑，还有手厥阴心包一脏。说白了，心包就是包裹在心脏、血管外面的脂膜，也叫膏肓。此脏前募膻中穴，后出厥阴俞、膏肓俞，与三焦相表里，触及元气，为心脏做护卫，触及心神。心包形气俱足，则充满喜乐。《素问·五藏生成篇》云："膻中者，臣使之官，喜乐出焉。"心包形气不足，或邪气过盛，就会伤及心脏，殃及心神。轻则心神不定，出现心慌、心悸；重则门户洞开，出现心神外露，惊恐不安。

如果人的感情出现剧烈的变化，就会直接伤心扰神，出现比情绪变化更为严重的症状。所谓感情，简单归结起来，就是爱恨情仇、贪嗔痴怨。人人皆渴望的怦然心动、心头鹿撞，玩的就是心跳的感觉，其实就是触动心神。产生美好感觉的同时，也孕育着深深的危险。动心出神之时，神明失去封藏，最易受到伤害。轻则黯然神伤，重则失魂落魄，甚至神明消灭，变为异物。很多为情所伤的人都会出现令人不安的症状，表现为莫名的恐惧，没有安全感，敏感多疑，害怕黑暗、声音，等等，其实就是心神散乱、失落的表现，《黄帝内经》谓之"神惮散而不藏"。凡动物本能，感知危险之后，一则奔逃，一则拼命进食，储存能量。很多抑郁躁狂的病人，也有类似的无目的出逃的倾向和不可抑制的食欲增强。

"定"也是会意字，有留止于家的意思。《大学》："知止而后有定，定而后能静，静而后能安，安而后能虑，虑而后能得。"定就是相对静止、不变不动的意思，同义词有固定、决定、稳定、镇定，等等。

所谓的心神不定，大致有三种情况。一是不知所止，贪婪的欲望无限膨胀，"贪心不足蛇吞象"。司马迁说过："欲而不知止，失其所以欲。有而不知足，失其所以有。"反观当下社会，人心浮躁，物欲横流，上至贪官近乎病态地疯狂攫取以至于失身丧命，下至百姓竞争攀比，伤心劳神，都属于此列。

心神不定的第二种情况是散乱，难以聚精会神、集中精力。军事作战有集中优势兵力、各个歼灭敌人的战术。人在使用有限的精神的时候，如果能专心致志，攻其一点不及其余的话，往往能收到事半功倍的效果。反之，如果四处出击，面面俱到的话，则事倍功半。看看现在的学生学习的时候听着 MP3，嚼着口香糖，开着电视，晃着腿，摇着笔的样子，就知道他们的心神是多么的不定。

心神不定的第三种情况是迷惑，也就是面对多种选择不知所措，所谓五心不定，输个干干净净。此类情形我在《疑惑》一文中已有论述，在此不再赘述。

心神不定大多源于心火。轻度的可以采用食疗，食用冰糖莲子、苦丁茶会有帮助。重度的就需要用苦寒泻心的黄连、胆星了。其实最好的方法就是静坐、站桩，肾水上济，津液满口，吞咽入丹田，心火自降。

总而言之，"安"和"定"只是近义词，很多人现在混用了，当他们说自己内心不安的时候，其实想表达的是内心七上八下不定的感觉。不安和不定中医辨证不同，一虚一实，治疗也截然不同。

孙思邈在《大医精诚》开篇就说："凡大医治病，必当安神定志，无欲无求，先发大慈恻隐之心，誓愿普救含灵之苦。"起码说明医生先安定，才能让患者安定。当医生的基本生活得不到保障，为衣食住行发愁的时候，当医生算计医药代表给的提成的时候，当医生为股票的涨跌牵肠挂肚的时候，他怎么会静心，聚精会神为患者检查，体会病机气机的变化，耐心细致地给予治疗？当社会大环境逼得医生缺德的时候，受难的只能是患者了。

宁　静

　　"非淡泊无以明志，非宁静无以致远。"此语出自《诫子书》，充分体现了诸葛亮这位积极入世的大师的修身之道，与其在《隆中对》中论述的三分天下治国之道一脉相承。淡泊就是《黄帝内经》倡导的"以恬淡为务"，也就是摒弃身体过度的本能欲望与后天强加人为的意志，才能让先天本性自然显现流露。

　　现在简体字的"宁"，本读 zhù，是"贮"的本字，是贮藏钱财的意思。"宁"的繁体字是"寧"，从宀（mián），代表家居；从心，代表心情、心神；从皿，代表吃饭的碗盆；从丁，代表儿女。组合起来表述了一种安居、足食、子归、心安的状态。反过来说，居无定所、流离失所算不得宁；有居无家，比如鳏寡孤独、未婚离婚，也算不得宁；家里没有饭吃算不得宁；没孩子或孩子远游不归，都算不得宁。简单的一个"寧"字，体现了中国人的价值观和幸福观，对安居、团圆、稳定、祥和的企盼，兼具了回归、安定的意思。

　　古人把子女回家探望父母就称为宁，比如出嫁的女儿回娘家探望父母，就被称为"归宁父母"（《诗·周南·葛覃》）。又如宁省（探望年长的亲属）、宁亲（省亲）、宁觐（返里省亲）。父母去世，孩子回来守父母之丧，也被称为宁。《汉书·哀帝纪》："前博士弟子父母死，予宁三年。"又如宁丧还家、宁告（古代官吏告假奔丧）、宁考（亡父）。《水浒传》二十四回："只把唐牛儿……刺配五百里外，干连的人，尽数保放宁家。"宁家就是回家。

成语"鸡犬不宁"的意思首先是鸡犬不回窝，再者就是闹腾的意思。把在大街上示威游行的人，在山上的土匪赶回家种地务农，都算是"息事宁人"了。类似的词汇还有宁内（安定国内）、宁民（安民，使人民安定）、宁家（使家庭安定）、宁乱（平息灾祸战乱）、宁亲（使父母安宁）、宁边（使边境安定）。这种用法大概和国人长期形成的心态有关，在外总是不安全、漂泊不定，只有回家才安定。

诸葛亮说的"宁静"是修身、齐家之道，在安居乐业、丰衣足食、子孙环绕的平静祥和的状态下谋求长远，也许是长期治国，也许是养生长寿，这和中医理论是完全一致的。

中医认为"宁"不仅是一种客观实际，更是一种健康的心态。五脏关系和谐类似于人有家；心包、心脏坚固，类似于人有居，可以保护、安藏心神；精气充溢，滋养心神，类似于人有饭吃；心神内敛，日藏于心，夜藏于肝，类似于人有子归家。

中医说的宁神，就是心神回归本位的意思，相对的就是失魂落魄，心神散乱。胸腔正中的膻中穴旁边两侧肾经上，有三个重要的穴位，分别是神封、灵墟、神藏，意味着心藏神，就在这里面。中国武术功夫讲究含胸拔背，其实就是有意识地护藏涵养心神，不使外露、外泄。普通人见到陌生人或危险人物的时候，习惯上本能地抱起胳膊护在前胸，也是同样的道理。中国传统的佩玉习惯，是在膻中穴上挂个玉件，也是通灵护心的意思。不明白的可以看看《红楼梦》贾宝玉的故事。

可是现代人的教育是挺胸抬头，似乎很威风，其实很容易受伤。特别是芭蕾舞演员，职业性的训练和习惯导致了经常挺胸，结果不仅乳房发育不好，而且心理心神特别脆弱，容易受伤，甚至失神。现代女性穿高跟鞋的结果，也是使人挺胸收腹，模样似乎好看了，性感了，结果却是伤害了自己。人的本能是力由足起，高手可以踵吸，可是，妇人脚后跟踮起不着地，力气也就无从谈起。

当我们张开双臂，暴露胸膛，迎向我们信赖爱恋的人的时候，要想到这时也是我们最不设防、最容易受到伤害的时候。治疗抑郁症多年，我发现伤人心的都是自己最亲近最信赖的人，而敌人顶多伤我们的意志、思想和情绪。伤神的结果就是形神的分离，轻则失魂落魄，如行尸走肉，重则身死魂亡。

当我们寄情于物、托命于人的时候，也就是信誓旦旦、山盟海誓的时候，其实就是放逐心神于身外的时候，一旦失物、丢人，自己的魂灵也就随之丧失。所谓被人勾了魂，被事物迷了心窍，都是心神不宁的表现。多少人因为丢了心爱的物件，失去了心爱的恋人、朋友而茶饭不思，目不交睫，痴迷呆傻，魂不守舍。

所以，当我们说一个人心神不宁的时候，描述的就可能是心神外越的人，在临床上表现为极度的敏感，甚至可以听到很远距离人的谈话，严重的还会出现幻听、幻视。还有魂不附体，表现为嗜睡多梦，梦境如同电视连续剧，情节曲折变化，匪夷所思，甚至醒来以后还能继续做同样的梦。有的甚至在梦中与人交欢，夜夜春宵。有的是魂飞魄散、失魂落魄，这些人神情恍惚、注意力难以集中、行为乖张、言语无序。也可能是恐惧、惊疑的不安状态，或者是经脉阻滞、心神失养的极度疲惫的状态，甚至是鸠占鹊巢、邪鬼入主的疯癫状态。

收摄魂魄就是宁神的主要目的，比起安神、定神，宁神要困难得多。古代巫医有招魂的仪式和法术，比如《离骚》的巫咸降神，《招魂》的巫阳下招。李贺自称"我有迷魂招不得"，抑郁而亡。

临床上我一般建议患者通过动笔写日记的方法，从当下开始追溯过去，辅助具体人证、物证，收集点滴的记忆，逐步唤醒患者的记忆，达到回心宁神的目的。

就现代中医临床治疗来讲，艾灸神阙和点按本神穴是最好的宁神的方法。酸敛的药物比如五味子、山茱萸、莲子、龙骨，也有助于收摄心神。

古语有云："见人且说三分话，不可全抛一片心。"是当为失神者座右铭。

惊 悸

"惊"是简化字，繁体字写作"驚"，形声兼会意，意思是马受到恐骇刺激以后突然跃起、嘶叫、狂奔。《说文解字》："惊，马骇也。"马这种动物眼睛大，胆子小，容易受惊。我记得小时候学习的英雄欧阳海就是为了拦惊马不幸牺牲的。"文革"后期有个电影叫作《青松岭》，说的就是村里的马每次走过村口，看见一棵奇形怪状的老榆树的时候就会受惊，开始狂奔。唯一知道内情的就是富农出身的钱广，村里只好把赶大车的肥差交给他。他驾驭惊马的秘诀就是在惊马的耳朵上抽一鞭子，惊马就平静了。

后来用"惊"来指人受到突然的恐吓刺激以后，尖叫（惊叫、惊呼、惊叹）、心陡然提起（揪心、心提到嗓子眼）、心跳加速（心惊肉跳）。总体来讲，这是人的心神受到突然刺激、袭扰以后出现的不安不定、紧急应变、张皇失措，所以有惊心动魄、惊魂未定、胆战心惊之说。神明紊乱导致气行失常，中医总结为"惊则气乱"。

人神藏于心中，外有心、心包护卫。气血充盈，心和心包坚固的人轻易不会使心神受到外界滋扰、刺激。即便"泰山崩于后，麋鹿戏于前"也不动心，始终处于安定、归宁状态。

未有预期、突然发生的声色、事变是惊心的主要原因。惊蛰的春雷，可以把冬眠沉睡的动物唤醒。突然的雷声，曹操的英雄之论，惊得刘备把筷子都掉到了地上。恐怖片的剧情、声音、画面惊得观众尖叫连连。突然发生的事情会让人惊奇、惊异、惊喜、惊诧、惊呆。

如果心、心包气血虚弱，无力护持心神，人就变得特别敏感，未必有大的刺激，人也容易被惊扰。有人会被梦魇惊醒，冷汗不止。有的人不敢独卧，害怕闪电雷声。有的人不敢出行，害怕嘈杂喧闹，闭户塞牖，向隅而泣。

古人审案、说书都用惊堂木（醒木），现代的法庭也用木槌敲击木座，整肃现场听众。这种木头的撞击声的确有效果，不悦耳，但是惊心。

《素问·阳明脉解篇》说："黄帝问曰：足阳明之脉病，恶人与火，闻木音则惕然而惊，钟鼓不为动。闻木音而惊，何也？愿闻其故。岐伯对曰：阳明者胃脉也，胃者土也，故闻木音而惊者，土恶木也。"翻译过来就是，黄帝问道："足阳明胃经脉有问题的人，讨厌见人和火，听到木头击打的声音就害怕、惊恐，而不为敲钟鼓的声音所动，这是为什么？"岐伯回答说："足阳明胃无形之中属于土，因为木克土，土恶木，所以听不得敲击木头的声音。"

十人九胃病，一般人多少都有些消化、吸收不良的问题，所以都会对敲木的声音敏感。前几天看电视，山西华阴老腔《将令一声震山川》，几位关中大汉拨着琴弦，肆无忌惮地扯着嗓子吼着，那叫一个酣畅淋漓。其间一位老者突然搬个凳子跳将出来，用手中木块敲打凳子，啪啪作响，那叫一个惊心动魄，真是触及灵魂。

中医把惊归于七情，七情过度变化会伤害心神。古人以平抑七情为养生之道。现代人寻求惊险刺激、玩的就是心跳，蹦极、冲浪、攀岩、过山车，不一而足，实在是有违自然之道。平时养生，我建议人们睡觉的时候就把电话关了、拔了，免得深更半夜熟睡的时候被电话铃声惊醒伤神。人们习惯于上闹钟叫醒自己，其实也不好，不如睡前静心对自己默念几句该几点起床，到时候生物钟自然唤醒为好。

"悸"的意思是能感觉到自己快速的心跳。成语中有"心有余悸"一词。

人的心无时无刻不在跳动，但是正常的情况下人感觉不到。偶尔在激动、兴奋、害怕的时候感觉到了心跳，比如心头鹿撞，甚至心快跳出来了，很快平静恢复也算正常。但是，长期自觉或不自觉地能感觉到自己快速的心跳，那就是病态了。其实这就是心神外越，也就是心神不宁的表现。心悸大多由惊而起，起因和初期症状为心跳加快，严重到自己能感觉到，甚至失魂落魄症状为悸。

宋梅尧臣《送天台李令庭芝诗》："至险可悸栗，至怪可骇丧。"意思就是说惊险、怪异的刺激能使人心悸、战栗、恐惧、失神。李白的《梦游天姥吟留别》："忽魂悸以魄动，恍惊起而长嗟。"说的就是这种惊心动魄、自觉心跳的感觉。

遇到出乎意料、不能理解的事变，也容易让人惊悸。汉应劭《风俗通义》卷九："世间人家多有见赤白光为变怪者。……五月末所，于中门外卧，夜半后，见东壁正白，如开门明。呼问左右，左右莫见，因起自往，手亲扪之，壁白如故，还床，复见之，心大悸动。"说的是有户人家出了件怪事，在阴历五月底没有月亮的时候，人在院子中门外面睡觉，半夜以后，忽然看见东墙现出白光，赶紧叫左右人来看，他们都说没看见，前往用手抚摸，东墙还是那样子。此人又回到床上躺下，结果又看见东墙白光，于是心狂跳不已。

有的人是被噩梦惊吓，遂至心悸。《魏书·世宗纪》记载，南北朝北魏武帝元恪的母亲高夫人，"梦为日所逐，避于床下。日化为龙，绕己数匝，寤而惊悸，既而有娠。太和七年闰四月，生帝于平城宫。"说的是元恪的母亲梦见自己被太阳追赶，吓得躲到床下，太阳又变成龙，在她身上绕了几圈，她被惊醒后仍心有余悸，后来就怀孕了，公元 483 年在大同生下了元恪。

心悸日久，失魂落魄，也就离死不远了。《初刻拍案惊奇》卷十七讲了吴氏与道士偷情，不惜杀害亲生儿子的故事。后来县官识破奸情，杀了道士，看在孝子面上放吴氏回家。吴氏回来以后"只是思想前事，未免悒悒不快，又有些惊悸成病，不久而死"。

《汉书·王莽传》云："太师王舜自莽篡位后病悸，浸剧，死。"说的是太师王舜自从王莽篡位以后，受了惊吓，得了心动过速的毛病，病情渐重，最后就这么死了。

《老子》曰："视之不见名曰夷，听之不闻名曰希。"人若希夷，何得惊悸？

怔　忡

　　怔忡是心悸恶化到一定程度以后出现的症状，就是在自觉心慌、心跳、心动过速的基础上，出现了自觉心跳突然停顿或者突然启动，也就是自觉心跳不规律，心律不齐。有的人偶尔能感觉到，到了医院心电图又检查不出来。有的只好上跑步机，诱发检测出来。有的则是有明显的影像学检查的改变，被诊断为早搏、房颤、心肌缺血或心肌梗死。

　　"怔"是形声字，发音同"蒸"，含义是停顿。人常说的"愣怔"，就是这个意思。

　　说起"怔"，就不能不说到贾宝玉，这个不谙世事的呆子，就经常发怔。发怔的原因可能是受到了突然的惊吓，惊呆了。《红楼梦》第三十回："宝玉素日虽是口角伶俐，只是此时一心总为金钏儿感伤，恨不得此时也身亡命殒，跟了金钏儿去。如今见了他父亲说这些话，究竟不曾听见，只是怔呵呵地站着。"这厮调戏女孩不以为意，不料出了人命，被父亲责问，以至于此。

　　也可能是碰到不可思议、难以理解的事情，脑子转不过来。《红楼梦》第二十六回："宝玉怔了半天，方解过来是薛蟠哄他。"凡事都往心里去，给个针都当棒槌的人，容易出现这个问题。《红楼梦》七十八回："宝玉听了，怔了半天，因看着那院中的香藤异蔓，仍是翠翠青青，忽比昨日好似改作凄凉了一般，更又添了伤感，默默出来。"黯然神伤的感觉就有心跳停止一出。

还有可能是心不在焉，神游物外，空余皮囊呆立。《红楼梦》第二十九回："话说宝玉正自发怔，不想黛玉将手帕子甩了来，正碰在眼睛上，倒唬了一跳，问是谁？林黛玉摇着头儿笑道：'不敢，是我失了手，因为宝姐姐要看呆雁，我比给她看，不想失了手。'"宝玉被称为呆雁，其实就是在出神，等回神的时候只能被吓了一跳，发怔的样子被刻画得很传神。

还有就是情到深处，不仅心跳停顿，呼吸停止，大概地球也停止了转动，时间也凝固了。《红楼梦》第三十二回："林黛玉……如轰雷掣电，细细思之，竟比自己肺腑中掏出来的还觉恳切，竟有万句言语，满心要说，只是半个字也不能吐，却怔怔地望着他。此时宝玉心中也有万句言语，不知从哪一句上说起，却也怔怔地望着黛玉……"

从脉象上看，怔的表现是心跳和脉动出现间歇、停顿。中医把伴有规律停顿的脉叫作代脉，一般在有规律的搏动中出现有规律的停跳。这还属于早期，容易治疗的怔。严重的就是出现完全没有规律的停顿，中医把心率缓慢的叫作结脉，心率很快的叫作促脉。

"忡"，发音同"冲"，含义相近，是突然启动、加快的意思。很多人包括我自己，习惯读为"中"。其实还有另外一个词"怔忪"，其中的"忪"发音同"中"，含义与"怔"相近，而"忡"的含义正好与"怔"相反。

《诗经·召南·草虫》："未见君子，忧心忡忡。"描写的是相思的人急切、冲动的心情，类似的词还有忧心如捣、忧心如焚。其他的情绪、情感变化，同样也会影响到心率和心律。比如元张可久《小桃红·倚阑花影背东风曲》："恨忡忡，一春愁压眉山重。"更不必说焦虑、烦躁导致的心跳突然加速。

《红楼梦》第七十九回中宝玉把诗改成"茜纱窗下，我本无缘。黄土垄中，卿何薄命！"以至于"黛玉听了，忡然变色，心中虽有无限的狐疑，外面却不肯露出"。这个"忡然"就是突然心跳加速、气血上涌的样子，以至于脸色大变。言者无意，听者有心。本来黛玉就是个敏感多疑的主儿，加上这番话语的刺激，心情、心神不被触动才怪。

"怔忡"两个字同用，相反相成，意思就是心跳忽快忽慢、忽起忽落。这是典型的心气不定、心神散乱的表现，属于危重症。人人皆知，匀速跑是最省力的，忽快忽慢的变速跑最耗气力。竞赛的时候，一个团队总要牺牲一个队员，让他去突然启动或者减速，或领跑或尾随，以期打乱对手的节奏，护持匀速跑的队友夺冠。心跳也是如此，心神安定的有规律的心跳，是健康长寿的保证。俗话说："事不关心，关心则乱。"怔忡就是心乱的具体体现。

看看《红楼梦》第七十回："宝玉因冷遁了柳湘莲，剑刎了尤小妹，金逝了尤二姐，气病了柳五儿，连连接接，闲愁胡恨，一重不了一重添，弄得情色若痴，语言常乱，似染怔忡之疾，慌得袭人等又不敢回贾母，只百般逗他顽笑。"这种感情的伤害远比情绪的刺激要剧烈，以至于宝玉出现了心律、精神失常。

《聊斋志异·聂小倩》："宁诘其意，曰：'三日来，心怔忡无停息，意金华妖物，恨妾远遁，恐旦晚寻及也。'"这里的心怔忡无停息，就是自觉每天每夜心跳忽而停顿，忽而启动。

预防怔忡的发生，以护心为首要。首先避免情绪的剧烈变化，喜、怒、忧、思、悲、恐、惊中，以惊最易导致怔，忧易致忡。其次要避免感情、情感伤害。爱恨情仇、贪嗔痴怨都很容易导致心神不安定，甚至散乱。"怔忡"的反义词应该是"安定""宁静""心如止水""波澜不起"。古人形容人镇定自若，"泰山崩于后，麋鹿戏于前"，皆不为所动。这种定力，需要身心的培养和训练。

焦　　虑

繁体字的"虑"写作"慮"，是思的延伸。《内经》中讲"因思而远慕谓之虑"，因为它是将来时，还没有发生。同时又牵动了人的情感，让人羡慕、企盼，挑动了人的欲望和情绪。所以在翻译七情喜、怒、忧、思、悲、恐、惊的时候，一般把"思"翻译成了"虑"，英文是anxiety，而不是翻译成 thinking 或 idea（思想）。有人把"虑"翻译成worry，其实是把"忧"和"虑"混淆了。忧是担心、害怕将来发生的事情，虑是企盼、期待将来发生的事情。

说到"焦"，就是火烧火燎般的急躁。《水浒传》里有一首诗："赤日炎炎似火烧，野田禾稻半枯焦。农夫心内如汤煮，公子王孙把扇摇。"说的就是这种心情。所以说焦虑，就是一种急切、烦躁、火烧火燎地企盼、期待事情发生的心情。anxiety 来源于 anxious，也就是热切的，渴望的，这和"焦虑"的中文意思是完全一致的。

人的思想是后天的产物，和自然规律有差距。自然之道是不以人的意志为转移的，所以心想事成的可能性不大，事之不如意者十之八九，所以人的思想大多数是妄想、臆度、一厢情愿。不切实际的思虑，只能使人处在长久的焦躁的期待之中或期待的焦躁中。

有个相声叫作《扔靴子》，说的是一位老人一直等待楼上的房客扔下第二只靴子，以至于一夜没睡。老人的这种状态就是焦虑。焦虑的产生源于以前的思维定式，也就是说老人过去的经验使他形成了下意识的条件反射。听到房客上楼扔下第一只靴子以后，心理就开始期待第二只靴子落下的声音，这就是因思而远慕，慕而不得，期待越来越久远，也就形成了焦虑。

不必笑话这个老人，其实我们每个人都多多少少有类似的焦虑。过年放炮，自己或者别人放"二踢脚"的时候，听到"咚"的第一声以后，你是不是在内心期待着第二声的炮响？听到以后是不是心理很踏实？没有听到是不是心里是空落落的焦躁的感觉？

焦虑是急切地企盼将来发生的事情，这种心态也是早期心理情绪创伤形成的条件反射和放大，形成绝对的有因必有果的情绪习惯。为了避免焦虑的产生，我们应该检讨一下自己的思维定式和情绪习惯，特别是在儿童期形成的条件反射，避免非此即彼、因果必报等极端的思维方式，比如说"有志者事竟成""功夫不负苦心人""善有善报"等说教。有的需要时间，所谓的时候不到，有的还需要其他条件。当然最重要的是人应该多经历磨炼，经多见广了，也就知道一种原因会有多种结果，也就不会钻牛角尖，在一棵树上吊死了。

清人陈伯崖说，人到无求品自高。追究焦虑产生的根本原因，还在于内心欲火得不到满足，无法熄灭。最基本的欲火来自食欲和性欲，这两种最基本的欲望得不到满足的话，人的焦虑情绪就会以其他面目出现，搞得最后连患者本人都不知道自己是在期待什么。这种情况有的是因为条件所限，无法得到满足，有的是因为自己刻意压抑自己的真情实感，导致内心矛盾冲突不断加重，最终失控或者爆发，导致烦躁甚至狂躁。

另外的欲火来自于社会环境的鼓噪、煽动，就是所谓的名利、地位攀比竞争，使人陷入强迫、纷争之中不能自拔，总是在焦躁地期待身外之物。常言道："成败在天，毁誉由人。"这些都是由不得自己的事情。而人如果苦心孤诣地指望由不得自己的事情，那就等同于自暴自弃了。所以，《黄帝内经》反复告诫人们要恬淡、寡欲，要内求，自得其乐。所谓处之泰然，就是上冷下热，四肢、小肚子温暖，头脑冷静。而焦虑的人无一不是处之否然，上热下寒，头脑发热，心急火燎，欲火焚身，手脚、肚子冰凉。

现在临床上很多人会以焦虑为主诉来求诊，也有人被诊断为焦虑症而来寻求中医治疗。患者以中青年女性居多。初期症状有点儿类似中医的脏躁。《金匮要略·妇人杂病脉症并治》："妇人脏躁，喜悲伤欲哭，象如神灵所作，数欠伸。"严重的焦虑会持续性或发作性出现莫名其妙的紧张和不安，甚至产生濒死感。患者担心自己会失去控制，可能突然昏倒或"发疯"。

中医治疗应当首先分清是忧还是虑。大多数患者忧虑不分，而医生必须诊断明确，因为忧是虚寒，虑是虚火，忧和虑的中医治疗完全不同。对未来生活缺乏信心和乐趣，对周围环境不能清晰地感知和认识，思维变得简单和模糊，整天专注于自己的健康状态，担心疾病再度发作的，是忧。

根据中医身心相关的理论，焦虑患者的躯体、生理、精神症状表现为：心悸、心慌、胸闷、气短、心前区不适或疼痛，心跳和呼吸次数加快，全身疲乏，伴有失眠、早醒、梦魇等睡眠障碍，消化功能紊乱。大多数焦虑症病人还有手抖、手指震颤或麻木感、阵发性潮红或冷感、月经不调、性欲亢进、尿意频急、头昏、眩晕、晕厥等症状。很多患者常伴有呼吸困难、口干、尿频、尿急、出汗等症状。情绪激动，敏感，易激惹，经常无故地发怒，与家人争吵，对什么事情都看不惯，不满意，等等。

其次要查清患者是否有明确的标的。那个焦虑失眠的老人至少还知道自己在等靴子。临床上很多患者由于长期情欲不遂的积累，以至于到最后反而不知道自己为何而焦虑。这就需要耐心细致、剥茧抽丝般地帮助患者厘清思路、梳理情绪。

物质决定意识，生理决定心理。中医治疗焦虑，定位在心神，诊断为虚火，病因为妄想。通过针刺、艾灸、服药、按摩等手段，可以解除其生理症状，进而有助于进一步改善心理状态。有的焦虑患者，解除了其生理症状以后，心理问题往往迎刃而解，不治而愈。当然，那些沉迷于功名利禄而不能自拔的人，也许中医治疗会缓解一时，但是价值观不改、生活态度不变的话，焦虑、躁狂还会复发，直至伤神殒命。所谓医生治病不治命，盖源于此。

烦　躁

"烦"是会意字，从页（xié），从火。"页"是人头，比如颈项，繁体字的"头"（頭）、"烦"（煩），都是用"页"作偏旁部首。头为诸阳之会，本身就热，加上火性炎上。"烦"的本义是发热、头疼。《说文》："烦，热头痛也。"就是老百姓常说的上火发烧，头疼脑热。

《灵枢·癫狂》说："厥逆为病也，足暴清，胸若将裂，肠若将以刀切之，烦而不能食，脉大小皆涩。"意思是说，有的病人手脚冰凉，脚的颜色发青，但是胸满胀好像要裂开，肚子肝肠寸断，疼得好像被刀切。头疼发热吃不下饭，脉是涩滞不畅的。其中的烦就是头疼、发热的意思。临床上这种头胸发热、四肢冰凉的情况很多，中医称为上热下寒，或者热深厥亦深，是阴阳隔绝，痞塞不通的表现。

《素问·刺热篇》说："心热病者，先不乐，数日乃热，热争则卒心痛，烦闷善呕，头痛，面赤，无汗。"意思是说："热邪传到心包和心的时候病人起初情绪低落，过几天出现高热，进而出现心痛的症状。头部发热疼痛，胸闷，老是干呕，脸色发红，但是没有汗出。"这里的烦也是指头脑发热。

由于脑为元神之府，火气上冲头，起初可以出现发热、头疼，久而久之就会影响人的情绪、情感、精神。后来，人们逐渐把让人为难、头疼的情绪也称为烦，但是前面大多加个"心"字，以区别于生理的烦。

《素问·脉要精微论篇》说："夫脉者，血之府也，长则气治，短则气病，数则烦心，大则病进。"意思是说，脉管是血液的容器，脉象长，说明气是调和的，脉象短说明气塞不通，脉数跳得快，说明心中有热，脉象波幅很大，说明病情加重了。烦心是热扰心神，初期心率加快，进而影响情绪、情感、神明。

《灵枢·厥病》论"风痹死症"云："……风痹淫泺，病不可已者，足如履冰，时如入汤中，股胫淫泺，烦心头痛。"意思是说，游走性的关节疼痛，老是不好，一会儿自觉双脚冰凉，像走在冰雪上，一会儿又觉得发热，像泡在热水里面，病情进一步发展到小腿和大腿，病人会出现心中烦热、头痛。

五行之中，心与心包属火，肾属水。人与天地相应，正常的状态应当心火下降，肾水蒸腾，就像天气下降为雨，地气上升为云，往复循环。这就是所谓的水火既济，天地交泰，也就是《易经》中的泰卦。如果人体产生郁结，就会导致上下隔绝不通。这些郁结有的是无形的邪气，有的是痰饮，有的是瘀血，久而成患。郁结的部位一般都在任脉上，有的在咽喉，比如梅核气；有的在胸中，比如胸痹；有的在心下，比如虚痞、结胸；有的在脐周，比如水气病；有的在关元，比如奔豚。这会使火气不降反升，熏灼头脑，寒水无法蒸腾，凝滞于下，热者愈热，寒者愈寒。这就是《易经》中的"否"卦，中医称之为"痞"。

经脉郁结，导致心中有热，上攻于头，就是烦的内因。消散郁结，疏通经脉，就是治疗烦的方法，也就达到了成语"否极泰来"的目的。

烦的外因，一是由于暑热邪气外袭头脑，比如《素问·生气通天论篇》所言："因于暑汗，烦则喘喝，静则多言，体若燔炭，汗出而散。"意思是说："由于中暑出汗，头上发烧，病人不停地喘气喝水，身体不动的时候却好说话，体温高得像烧着的火炭，通过发汗的方法就好了。"我在临床上一般用辛凉解表，针刺风池、大椎疏散热邪，缓解疼痛。

二是处事繁杂纷乱，搅闹心神。在古代"烦"与"繁"同音同义，经常通用。比如"小人不避其禁，故刑烦"（《商君书·算地》）。"世浊则礼烦"（《吕氏春秋·音初》）。"列五王之德，烦烦如繁诸乎"（《大戴礼记·少闲》）。类似的词汇不胜枚举，比如"不厌其烦""要言不烦""麻烦""烦琐"，等等。《素问·生气通天论篇》："阳气者，烦劳则张，精绝，辟积于夏使人煎厥。"意思是说，过度频繁动用阳气，就会耗伤精血，到了夏天没有阴液的滋养降温，就会导致人热昏过去。

中医诊断经常要分清楚是邪气实还是正气虚。有的人外界事务过多，突破了心理承受极限，导致心中焦躁不宁、厌倦，这是外繁导致内烦，是邪气实，应当适当减少应酬、工作。通过服药清解郁结在心中的毒火，也是积极有效的方法。一般用苦寒泻心的药物治疗，比如黄连解毒汤等。

而有的人并没有做多少事情，但是心中总是焦躁不宁，这是心虚不能任物，是心气、心血虚，中医称之为"虚烦"。治疗应当静养，恢复心气心血。《金匮要略》云："虚劳、虚烦不得眠，酸枣仁汤主之。"用酸枣仁补养肝血，让人沉睡安眠，解除心劳过度导致的烦躁。《伤寒论》说："发汗吐下后，虚烦不得眠。若剧者，必反复颠倒，心中懊憹侬，栀子豉汤主之。"说的是如何治疗人们说不清、道不明的烦躁、心中发热、胃中泛酸烧心等症。《伤寒论》载："少阴病……心中烦，不得卧，黄连阿胶汤主之。"介绍的是心血耗伤到了极点，舌质干裂，沟壑纵横，舌苔剥脱，根本无法入睡的心阴血不足的治疗方法。

当然，人在做不喜欢、不情愿的事情时容易产生抵触，进而出现烦躁、厌恶情绪，甚至会毁物伤人。我看现在孩子们玩网络游戏都是不厌其烦，乐此不疲。一旦父母规劝，说到学习工作，那个烦劲儿就上来了。治疗网络成瘾根本在于开心窍、调心神，这是一项艰巨的工作，近乎帮人戒毒。

"躁"是手足乱动，不得宁静的意思。"躁，疾也"（《广韵》）。"躁者不静"（《管子·心术》）。巽为躁卦，两风相扇，如同朱雀公鸡，急切好斗。

现在临床常见多动症的儿童，他们坐不住，小动作多，惹恼同学，咬铅笔，咬指甲，不能静心听课，注意力不集中，东走西跑，忙忙碌碌。还有的孩子晚上睡觉躁动不宁，在床上翻身调个，睡前朝东，醒来冲北，蹬开被子，床单都拧成麻花。有的还有入睡困难、流口水的问题。

成人焦躁也为数不少，他们大多四处出击，整天忙得四脚朝天，但是对每件事情都无法保持持久的热情。坐下来抖动腿，躺下来辗转反侧。有的手脚心烧灼，不知道该放在什么地方。更有甚者，几近躁狂，情绪高涨，意念飘忽，莫名欣快，激惹暴怒和好斗攻击。

和"烦"一样，"躁"本来是形容躯体症状，后来引申用于描写情绪、性格、精神。其本质大多也是由于内在心火、胃火，由于食品安全不能保证，摄入大量的含激素的动植物，再加上喂养不当，营养过盛，非常容易导致儿童心火、胃火亢盛。外部环境存在紧张激烈的竞争，无限的攀比和欲望膨胀，也使得人们内生心火，不能自持。

我看禁止多动症孩子吃鸡肉、巧克力、羊肉串、碳酸冷饮是绝对必要的。成人学会静坐、站桩，对克服焦躁情绪是有帮助的。

悲　哀

"悲"不仅是形声字，而且还是会意字。要想知道"悲"，也就是"非心"的确切含义，就先得说说"非"。

"非"在金文作"兆"，像相背展开的双翅，双翅相背，表示违背。《说文》注："非，违也。从飞下翅，取其相背也。"本义是违背、不合，比如《道德经》开篇："道可道，非常道。"意思就是说能说出来的道，就违背了永恒的道，也就不是道了。其他的词汇还有"非礼""非法"，等等，都是违背的意思。古人以顺应自然为是，违背自然为非。后来的"非"也就有了不、不是、不对、错误的意思。

悲的第一层意思，就是遭受违背心愿的事情以后人的心理感受，也就是违心、不顺心的感觉。人常说事之不如意者，十之八九。谋划的失败，情感的挫折，所愿不得，所欲不遂，往往让人产生悲的情绪。

非到了一定程度，也就是相互违背；背道而驰到了一定阶段，就会出现分离。人常说的非分之想，其本义是劳燕分飞、即将分离的打算。

因此，悲的第二层意思，就是分离时人的心理、情绪。古人以聚合为喜为欢，以离别为悲为哀，所以有"人有悲欢离合，月有阴晴圆缺"的词句。中药有百合、合欢，可以治疗悲苦的情绪。佛曰人有七苦：生、老、病、死、怨憎会、爱别离、求不得。其中的爱离别所产生的情绪，就是悲。

非的最终结果就是分裂、断绝。悲到了极点就是心碎，也就是撕心裂肺、肝肠寸断、伤心、伤痛的感觉。忧愁使人气结，而悲伤则使人气断。人生大悲莫过于生离死别，悲莫悲兮生别离，在与恋人、爱人分手时，会产生悲凉的情绪。"白骨露于野，千里无鸡鸣。生民百余一，念之断人肠。"亲人去世，会产生悲伤的情绪。兔死狐悲、物伤其类、断肠人在天涯，等等，说的也是类似的感觉。

后来悲也被演绎成了怜悯、慈爱，所谓悲天悯人、出家人慈悲为怀、大悲咒，等等。在此不多讨论。

"哀"与"爱"同音，有时通用。《释名·释言语》："哀，爱也，爱乃思念之也。"《管子·侈靡》言："国虽弱，令必敬以哀。"郭沫若等集校引李哲明曰："哀读为爱，古字通。"《吕氏春秋·慎大览·报更》说："人主胡可以不务哀士，士其难知，唯博之为可。"高诱注："哀，爱也。"

但是哀与爱的区别在于，哀是欲爱而不能，欲爱而不得的意思，由此派生出了怜惜、怜悯、悲伤、遗憾、不快的意思，也就是佛门七苦中求不得的感觉。杜牧在《阿房宫赋》中写道："秦人不暇自哀，而后人哀之，后人哀之而不鉴之，亦使后人复哀后人也。"其中的哀，就不乏为之遗憾、觉得可惜的意思。

哀和愁都是面对无奈，无能为力的心态，不同的是，愁是还在较劲，而哀是放弃、示弱、可怜的心态。唉声叹气就是这种表现。人之将死，其言也善；鸟之将亡，其鸣也哀！

悲和哀都有伤痛的意思。悲是心情、心意因违逆、分离、决裂而痛苦，而哀是因为心愿不能实现满足而痛苦。一实一虚，感觉不同。悲有肃杀、割裂的意思，所以在五行之中归类于金，应秋气，属肺志，以哭泣能缓解，以宣散清降肺气能治愈。而哀是虚证，心气足则能爱，心气虚则只能示哀，看见什么都可怜、遗憾、伤感，日子久了则为疾，治疗需要静养心神、补足心气。《金匮要略》："妇人脏躁，喜悲伤欲哭，象如神灵所作，数欠伸，甘麦大枣汤主之。"

《素问·上古天真论篇》描述了人的理想生活："是以志闲而少欲，心安而不惧，形劳而不倦，气从以顺，各从其欲，皆得所愿。"人们高下不相慕，不攀比，不竞争，人的欲望就少一些，所欲不遂的概率就少。如此生活，悲哀又从何而来呢？

《灵枢·口问》说："悲哀忧愁则心动，心动则五脏六腑皆摇。"如果我们控制不好自己的情绪，内心总是生活在动荡、风雨飘摇之中，怎么会有气定神闲、心安理得的时候呢？

愧 疚

　　愧和疚是抑郁症患者的常见情绪和心态，严重时会导致患者自残和自杀。作为医生，本着"上工治未病"、防患于未然的理念，很有必要精细研究和准确掌握患者的心理变化，并及时给予妥帖的关爱和治疗。

　　人的精神和情绪状态有积极、好动、向上、进取、乐观等阳性的一面，也有消极、沉沦、安静、畏缩、悲观等阴性的一面。阴阳平衡、相辅相成、交替出现，这是常态。人们日出而作，日落而息。阳性的精神出现在白天，阴性的精神出现在夜晚。也有阴阳颠倒的，白天睡觉，晚上工作，比如毛泽东的生活习惯就是如此。即便是阴阳颠倒，但阴阳还是平衡的，交替更迭。中医把白天阳性的精神、情绪状态名之曰"神"，把阴性的精神状态名之曰"魂"和"魄"。

　　请注意，代表阴神的"魂""魄"都带有一个"鬼"，鬼与神相对，一阴一阳。鬼者归也，所谓视死如归。鬼也代表人之将死、已死的状态。魂魄一半是鬼，喻示人在睡眠中，处于半死不活的状态。所以道家称睡眠为小死、假死，其实生死本是交替出现的，不得小死，也难得大活。经常不死，只能不活。

　　所以，如果阳性的精神状态亢奋过头，搞得人激动、兴奋，最终失眠，到了次日接着工作，再去亢奋，这就是阴虚阳亢、阴阳失衡。

长期的失眠，就会使阴性的精神以睡眠以外的另外一个面目出现，因为阴阳总是要平衡的。那就是清醒时的负面精神与情绪和行为：情绪低落、丧失兴趣、难以集中注意力、恐惧不安、懊悔、愧疚、自责、自残，甚至自杀。

"愧"是形声兼会意字，发音近乎"鬼"，含义是心中有鬼，就是内心有负面、阴暗的精神、情感、情绪。这种愧的情感大概有以下几个表现。

首先，愧是亏心，想了或者做了与自己价值观和道德标准违背的事，反思以后感觉亏欠，也就是与完美标准有差距。有些家庭家教很严，父母对子女较少体贴和温情，以至于外界强加的标准与孩子的实际能力相差较大，导致孩子常常出现亏欠心理。这是外因。

从内因来讲，亏心就是心亏，中医认为心包气血不足的人，容易出现羞愧，表现为胆小、害羞、紧张、脸红、心跳、手心出汗、不敢直视或对视，属于没做亏心事，半夜也心惊的那种人。仔细分析一下，导致患者产生愧的原因，大多是普通人不以为然的事情。心气不足的人，容易拿根鸡毛当令箭，容易夸大痛苦、渲染事实。所以矫正和治疗愧，一要降低父母要求和自我要求的标准，特别要禁止父母强迫孩子完成自己未尽心愿的那些病态行为。二要补益心血、心气。虽说劳心者治人，但是劳心者大多活得不快乐，甚至很痛苦。

其次，愧是自卑，自己看不起自己，经常否定自己，贬低自己，自觉惭愧，甚至自惭形秽。比起就事论事否定自己来，自卑是对人的全面否定，也就是无论做什么事都觉得自己不行。自卑源于攀比、竞争，多数自卑的人起初是受到父母、老师、同学长期的有意无意的讥讽、挖苦和贬低，伤害了心气，进而产生对自身的怀疑和否定。

自卑的人有示弱和逞强两种极端表现，示弱的人总是表现出畏缩、后退，渴望被帮助、关爱的样子，如果外部生存环境好，尚能慢慢自我调整，恢复到正常。反之，极易经不起挫折、打击，走向自绝。逞强的人，是试图在竞争中取胜，向别人证明自己，再通过别人的肯定，来达到自我认同的目的。这种通过外求来解决内患的方法，往往是缘木求鱼，最终把自己搞得很累，始终处在看别人脸色生活的境遇，很难自得其乐。

"疚"也是形声兼会意字，是心病日久以后产生的自责和负罪感。可以说愧久了，就会出现疚。也就是说病人从开始的亏欠、自卑的虚症，进而转向了责备、谴责、伤害、杀害自己的实症。开始总说对不起别人，现在要采取行动做个了断。

天造地设，幸而为人，本来是让人兴高采烈的事情，但是群居生活形成江湖、社会，为了统治的需要，就产生了无数的说教，让人变成驯服的工具。这些说教有两个基本特点，要么就是先让你感到自己有缺点、错误，需要忏悔、改正，实在找不出一点问题，就搞出个原罪来，让人背上沉重的精神负担，有的甚至让你呼吸、喝水、吃饭都产生负罪感，说你杀生了。要么就是把自己或者自己信奉的某种说教搞得极其神秘、高大、庄严，让受众产生相对的卑微、低下，甚至忍不住要下跪的感觉，甚至启发、诱导你去自责、忏悔，进而产生愧疚的情绪。

很多人中招，在不断地削足适履，改变自己适应社会的过程中，不断压抑、削弱心气，最终崩溃。临床经验证明，所有抑郁症病人不是因为事情而内疚，而是感觉内疚，找个事情做由头。心理医生喋喋不休，今天治愈了病人的内疚，明天病人又会找到另一件事情来内疚。所以解除心病、补益心气是治疗愧疚的根本。

天上地下，唯我独尊。这并不是专属于先哲圣人的专利，而是我们每个人都应该有的自尊。过去，武林中确实流传有一种"神拳"，可以隔空打人。一位学生问他的师父，遇到这种拳该怎么办。他师父教了他一个手诀，是握拳竖起大拇指对着对方，默念一个口诀："去你妈的三百三。"今天，我们很多心包经弱、多愁善感、容易受暗示的人，应该学会这个方法，保护自己，抵制邪气。

对于有自伤、自残、自杀心理和行为的，临床治疗以驱邪为主，可以针刺十三鬼穴，或局部放血。对于初期自觉愧疚、失眠、早醒、噩梦、多梦的，治疗以艾灸、汤药为主。宁心安神，恢复精神与魂魄的平衡。

疑　　惑

"疑"是形声字，小篆字形从匕矢止，指刀箭停止，借喻思想停顿。子是幼子，子止喻幼子多有不懂、不信之事。

"疑"的本义是不信，有句成语叫作"半信半疑"。但是，与其说疑是不相信，不如说疑是相信其相反的那一面。仅仅把"疑"翻译成disbelieve（不信）不行，翻译成 doubt、suspect（怀疑）又不全面。确切地说，疑是一种不信正面，相信负面的心态。所以疑也是一种信，我把这种现象叫作负面相信。

疑是焦虑症、抑郁症患者的常见心态。李白的名句："床前明月光，疑是地上霜。"把皎洁明亮的月光当成了冷霜，很传神地表达了身在异乡的游子孤独凄凉的负面心境。

汉代的应劭，写了一部书叫《风俗通义》，书中记录了很多"见怪惊怖以自伤者"，就是少见多怪，还把自己吓出毛病来的人。"杯弓蛇影"就是写他祖父应郴遇到的一件怪事。

某年夏至那天，当县令的应郴把主簿杜宣请来一起饮酒。当时，在喝酒那个厅堂的北墙上，悬挂着一张红色的弓。由于光线折射，那张弓在酒中的影子就像一条蛇在蠕动。杜宣又怕又恶心，可这是上司请喝的酒，只好硬着头皮喝下去。当天就觉得胸部和腹部都疼痛异常，难以忍受，连吃饭、喝水都非常困难。服用各种药物，也不见好转。

有一天，应郴因为有事，来到杜宣家中，发现他病得很重，便询问他怎么会得这种病。杜宣把那天喝酒时的事告诉了他，并坚持说那条蛇还在他的肚子里。应郴回到厅堂里冥思苦想，看到悬挂在北墙上的那张红色的弓，心中明白了。应郴立刻把杜宣接来。他让杜宣坐在原来坐的位置上，斟了一杯酒，随后指着杯中的"蛇"对杜宣说："你所说的蛇，只不过是墙上那张弓的倒影而已，并不是真正的蛇。"杜宣验看了以后，相信果真如此，心情马上好转，轻松下来，病也很快就好了。

俗话说：心病终须心药治，解铃还须系铃人。对于病原明确的疑心病人，可以了解病因，阐明真相，以解除其疑虑。对于不可理喻的疑心只能将计就计，因势利导了。

《名医类案·诸虫》载："一人在姻家，过饮醉甚，送宿花轩。夜半酒渴，欲水不得，遂口吸石槽中水碗许。天明视之，槽中俱是小红虫，心陡然而惊，郁郁不散，心中如有蛆物，胃脘便觉闭塞，日想月疑，渐成痿隔，遍医不愈。吴球往视之，知其病生于疑也。用结线红色者，分开剪断如蛆状，用巴豆二粒同饭捣烂，入红线，丸十数丸，令病患暗室内服之。又于宿盆内放水。须臾欲泻，令病患坐盆，泻出前物，荡漾如蛆，然后开窗令亲视之，其病从此解，调理半月而愈。"说的是某人在亲家吃饭，喝多了，被送到花房睡觉。半夜渴醒了，找不到茶碗茶壶，看见花房贮水浇花的石槽里面有点水，就低头喝了约一碗水。天亮以后酒醒了，一看石槽里面都是小红虫子，吓了一跳，从此心情郁闷，感觉心窝憋闷堵塞，似乎里面有小红虫子。天天日想月疑，日子长了，身体消瘦，肌肉萎缩，请遍了医生都治不好。吴球去给他看病，知道他的病起于疑心。就把小红线剪断，做成蛆虫大小，把泻药巴豆两粒和饭一起捣烂，加上红线，做成十几粒丸药，让病人在暗室中把药服下——不让他看见丸药里面有红线。服用巴豆不久，病人就要拉肚子，让他拉在便桶里面。拉完了，打开窗户让病人看，小红线在便桶里面翻动着，就像蛆虫一样，此后病人的病情从根本上缓解，又调理了半个月就好了。

临床上大多数焦虑抑郁的病人不是因疑生病，而是因病生疑，也就是经常为病态的负面的心态找理由。正常人即便喝了泡有活蛇的酒，也不应该怀疑腹中有蛇。只有小孩子才相信吞咽了枣核，肚子里会长出枣树来。看见泡有活蛇的酒，为什么不相信这是药酒，能活血通络，对身体有好处呢？中医治疗风寒湿痹、关节冷痛，也就是现在常见的老寒腿，经常用毒蛇泡酒。就算是喝了蛇酒，也不至于吓出毛病来。杯弓蛇影只能说当事人心性阴暗，怨不得外因。这就是体质、心理健康的问题。我们看到的往往是我们想看到的东西。不解决主体、主观问题，只怕是此疑方解，彼疑复生。

疑心重的人，往往心气不足，有不安全的感觉，加上心胸狭窄，气机容易堵塞不通，就会产生疑的心态。"疑"的反义词是"信"，治疗疑除了言语疏导以外，还要宣通手足厥阴气血，膻中和期门穴是释疑必点的穴位。期门是皇宫卫士，也是有期有信的意思。

惑是一种不确定的心态，面对多种选择而不知所措、犹豫不定。长期拿不起放不下的心态，就成了一种性格，这种性格也是基于相应的体质。中医认为胆主决断，胆气虚弱的人，比如胆萎缩、胆结石的人，往往临事不决，优柔寡断。军事家刘伯承说过："五心不定，输个干干净净。"古人为了克服惑的毛病，通常以佩戴玉玦来警示自己。《白虎通》载："君子能决断，则佩玦。"在鸿门宴上，范曾数次举玉玦，示意项羽下决心处死刘邦，可惜楚霸王心怀妇人之仁，犹豫不决，以致放虎归山，铸成大错。

《左传》《国语·晋语》记载，鲁昭公元年（前541），晋平公姬彪（前557—前532在位）有疾，求医于秦国。秦景公赢后（前576—前537在位）派遣医和往诊，医和诊病后说："疾不可为也，是谓近女室，疾如蛊，非鬼非食，惑以丧志……"平公问道："女不可近乎？"医和答道："节之。"并对平公进一步解释说："女，阳物而晦时，淫则生内热、惑蛊之疾。今君不节不时，能无及此乎？"

晋平公的臣子赵孟问："何谓蛊？"医和解释说："淫溺惑乱之所生也。于文，皿虫为蛊，谷之飞亦为蛊。在《周易》，女惑男，风落山，谓之蛊，皆同物也。"蛊惑人心，就是指人被女色迷惑，就是迷恋于多个不同的女人，心性不定，总是激情荡漾而丧真失精。

在当今社会，普通人也享受到了以前皇上的生活，锦衣玉食，左拥右抱。性情的泛滥似乎成了时尚，一夜情、换妻、3P、婚外恋、包二奶都成了流行词汇。

　　子曰"四十不惑"，大概是说人到了四十岁才能安心定志，从一而终吧。又想起了"弱水三千，我只取一瓢饮"这句话，贾宝玉算是个不惑之人了。

忧　愁

"忧"的繁体字写作"憂",是会意字。上"页"(xié,即人头)下"心",加"夊"(suī,行走)表示心动,含义是有了忧的心理活动,必然在脸上反映出来,翻译成 worry, be worried。

焦虑是期待将来要发生的事,而忧是担心、恐惧将来要发生的事,二者都是妄想。

外忧源于一种不安全的感觉。中国古代社会动荡不安,内部征伐,外族入侵,五千年的历史,持续和平年月往往不足百年,使人们"生年不满百,常怀千岁忧"。即使贵为皇帝,也不免整天担心被推翻、篡位。身居高官的大臣,伴君如伴虎,整天担心言行出错,被抄家砍头。普通老百姓更是战战兢兢、人人自危。这就造成了国人一种普遍的、长期存在的忧患意识,以至于"生于忧患,死于安乐"成为习惯,直接影响到人的身心健康,因忧生病,导致脾胃、消化功能减弱,肝胆气机郁滞,久而成患。

道家崇尚自然,强调人的意志应当遵从自然规律。与其违逆自然,不如清净无为,所谓"天行有常,不为尧存,不为桀亡",又何必去忧?列子在《天瑞》篇中讲述了一个杞人忧天的故事,讥讽那些无事生非,忧心忡忡的人:

杞国有人忧天地崩坠，身亡所寄，废寝食者；又有忧彼之所忧者，因往晓之，曰："天，积气耳，亡处亡气。若屈伸呼吸，终日在天中行止，奈何忧崩坠乎？"其人曰："天果积气，日月星宿，不当坠邪？"晓之者曰："日月星宿，亦积气中之有光耀者，只使坠，亦不能有气中伤。"其人曰："奈地坏何？"晓者曰："地积块耳，充塞四虚，亡处亡块。若躇步跐蹈，终日在地上行止，奈何忧其坏？"其人舍然大喜，晓之者亦舍然大喜。

还是邓公说得好，天塌下来有大个顶着呢。

内忧是因病生忧，由于生理功能的衰弱，导致病态心理的产生。中医认为脾主忧思，消化吸收功能弱的人，容易借故生忧，习惯性地使自己陷于忧思之中。《素问·通评虚实论篇》说："隔塞闭绝，上下不通，则暴忧之病也。"《素问·移精变气论篇》说："当今之世不然，忧患缘其内，苦形伤其外……所以小病必甚，大病必死。"当人有不安全的感觉的时候，出于动物的本能，一则奔跑逃避，二则拼命进食，储存能量。可是，一个消化吸收功能不好的人，即便拼命进食也无法储存能量，反而会产生更加严重的不安全感，这就是忧的根源。

中国人的胃肠被中国菜惯坏了，一旦离乡、出国，就水土不服，闹肚子。很多人就会害起乡思病，或相思病，英语叫 homesickness。这也是一种忧的感觉。一旦吃上可口顺心的饭，消化吸收好了，也就乐不思蜀了。

现代社会因忧生病、因病生忧的人比比皆是。虽然外部环境相对安静和平了，但是人的心理承受能力下降了。衣食温饱的问题解决了，但是人的欲望提高了。妄想和实际的距离，正是忧存在的空间。

"愁"也是会意字，上"秋"下"心"。因为在霜风凄紧，关河冷落，落木萧萧的秋天，人最容易产生无助的情绪。愁不仅是一种无能为力，无可奈何的心态，还是一种较劲，明知不可为而为之，不会放弃，不会变通，团团打转，钻牛角尖。

从中医角度分析，忧愁是脾胃气机的郁结，加上较劲，也就是心火的煎熬。处于这种状态的人都挂相，所谓愁容满面，也就是面部肌肉扭曲不舒展，腹内胃肠痉挛扭结，不思饮食。心火独亢，销铄肺金，反侮肾水，人就会皮夭毛脆，精干黑瘦，双目灼灼，卧寐不宁，须发皆白。正如李白《秋浦歌》所说："白发三千丈，缘愁似个长。"

看看京剧《文昭关》里伍子胥的唱词，体会一下这种心情，也就能明白他一夜白头的缘由："一轮明月照窗前，愁人心中似箭穿，实指望奔吴国借兵回转，又谁知昭关又有阻拦。幸遇东皋公行方便，他将我隐藏在后花园，一连七天我眉不展，夜夜何曾又得安眠？"

何以解忧呢？唯有杜康嘛！喝酒能鼓舞肝气，通畅血脉气机，克消脾胃郁滞，甚至能够散结除患。古人常常饮酒浇心中块垒，就是这个道理。但是酒力彪悍，不能持久，而忧患长存，此消彼长，这就使人沉溺于杯中物，伤害自身以及子孙。古代名医还有激怒患者，鼓舞肝气，以胜忧思的案例。

对于愁来讲，喝酒不仅于事无补，反而有害。因为酒生肝火，肝木生心火，会加重人急切较劲的心理，正是"抽刀断水水更流，举杯消愁愁更愁"。酒喝多了，急火攻心，使人中风、猝死。

古人云："合欢蠲忿，萱草忘忧。"萱草就是人们常吃的黄花菜，也就是金针菜。使用中药调理可以解忧，不仅限于单味药或者特效药，凡是能够条达肝气、疏解脾胃郁滞、清心降火的药物，都有助于缓解忧愁。

最重要的还是树立正确的思想意识。那些"贵生命，轻货财；重自得，藐荣辱；能取舍，知进退；沉心气，不浮躁"的人，自然是无忧无愁、逍遥自在的人。

怨　恨

人因思而远慕，形成欲望、心愿，这种急切期待、盼望将来的过程被称之为"虑"。害怕、担心将来发生的事情叫作"忧"。忧、虑都是将来时，而当最终的结果出现以后，人们的心情也会随之转变：也许喜出望外，也许心满意足，也许事与愿违，也许大失所望。怨恨就是对已经发生的事情的情绪和情感。

"怨"的意思就是在所愿不得、所欲不遂以后出现的失望、不满的情绪。把这种不满情绪表达出来就是责怪、谴责、抱怨、埋怨。有这种情绪的人被称为怨妇、怨偶。长期不满的积累被称为积怨。"怨"的反义词是"恩"，也就是别人做了充分满足自己心愿的事。

"怨"与"愿"同音同源，愿说白了是人的妄想，而妄想能否变成实际，又取决于很多条件。从佛学理论来讲，心愿是因，客观条件具备是缘，因缘和合才会有果。可惜很多人都在真诚地发心许愿，却不去顺应自然规律与积极创造条件（结缘），而客观规律往往不以人的意志为转移，所以不称心、不如意的事情常常会发生。等不如意的结果出现了，有怨天尤人的，也有自怨自艾的。

《素问·征四失论篇》说："坐持寸口，诊不中五脉，百病所起，始以自怨，遗师其咎。"意思是说，有的医生诊疗技术不精，态度不端正，给人看病，不全面诊查，搞不清病因，治不好病，只能先怪自己，后怨老师。

人生天地间，被父母抚养成人以后就当独立自主、自食其力，能从精神、物质上自己满足自己的需要，对别人的帮助应该本着有则更好，没有也无妨的态度，这样期待值降下来，失望就少一些，怨也就无从谈起了。所以，《黄帝内经》推崇的境界就是"以恬淡为务，以自得为功"。恬淡就是心平气和，不是欲火焚身。自得就是能自我满足，这样对别人的压迫、强求也会少一些，亲人、朋友、同事与你相处也就轻松舒服一些。

但是，老子所谓"鸡犬相闻，老死不相往来"的理想生活毕竟是不现实的。人是群居的社会性动物，注定要与别人发生关系，进行物质、能量、信息的交换。有所付出，就有所期待，有需求，也就会有不满。如果善于调节这种关系，就能化解怨恨，走向圆满。

从基本层面上来讲，饮食男女为人之大欲，应当首先得到满足，在此基础上才能谈其他的理想和追求。饮食自不必说，饥就是胃中无食，是不饱不满，就是怨。男女之事是性欲、情欲相互满足，如果需要得不到满足，就免不了男旷女怨。

中国古代诗词有一类被称为闺怨诗，都是抒发居家妇女的性欲、情欲得不到满足的感情和情绪，代表作就是王昌龄所作的《闺怨》："闺中少妇不知愁，春日凝妆上翠楼。忽见陌头杨柳色，悔教夫婿觅封侯。"诗中说得也很明白，为了让丈夫外出博取功名，导致自己在春日中落寞孤单。

另外一个典型的怨妇是乐羊子的老婆，只不过她不在乎性欲、情欲，在乎的是功名。乐羊子外出求学一年多了，回到家中，妻子跪起身问他回来的缘故。乐羊子说："出行在外久了，心中想念家人，没有别的特殊的事情。"妻子听后，就拿起刀来快步走到织机前，说道："这些丝织品都是从蚕茧中生出，又在织机上织成。一根丝一根丝地积累起来，才达到一寸长，一寸一寸地积累，才能成丈成匹。现在如果割断这些正在织着的丝织品，那就会丢弃成功的机会，迟延、荒废时光。您要积累学问，就应当每天都学到自己不懂的东西，用来成就自己的美德；如果中途就回来了，那同切断这丝织品又有什么不同呢？"乐羊子被妻子的话吓呆了，只好灰溜溜地回去继续自己的学业。

都是怨妇，一个是巴不得老公回来，一个是轰老公走。自古忠孝不能两全，功名、情欲二者不可得兼。舍得之间，全在于自己的价值取向，如果嫁娶之前了解、考虑好了，也就少些埋怨。

从中医诊断来讲，怨和哀一样都是虚症，应当用补法。急则治标的话，化解怨的方法就是去尽量满足人的欲望，虚则补之。但是有的怨源于心火、欲火过于亢进，与现实反差过大，从缓则治本的角度考虑，还是让我们降格以求，不要过于攀比、贪婪为好。

恨是遭受别人侵犯、伤害以后出现的想报复、反击的心理情绪。毛主席说过："世界上没有无缘无故的爱，也没有无缘无故的恨。"但不是所有的人都会在被伤害、侵犯以后生恨，有的人会忍气吞声，有的人就恨不起来。也不是所有有恨的情绪的人都会付诸行动去反击、报复，有的人只能怀恨在心、隐忍不发。这与人的性情、气力以及外部环境都有密切关系。

"恨"的反义词是"爱"，都是付出，只是付出的内容不同。有趣的是爱恨情仇看似对立，却可以相互转化，交织难分。比如性交，可以是做爱，也可以是强奸，一个是示爱，一个是泄愤，对立统一到了极点。

怨是不满，而恨是反弹。一虚一实，二者截然不同。恨是双刃剑，不发出去伤敌，就会留积伤害自己。化解恨的方法只能用泄法，也就是让恨释放出来，这样因怀恨在心而产生的恶毒的心境才会改善。最好的方法就是去反击、报复伤害侵犯自己的人。如果环境条件不允许的话，中医通过调理气血也能达到解恨的效果，比如中药合欢可以蠲愤，化解仇恨心态。宗教的说教也能达到类似的目的，比如耶稣教导信徒去爱自己的敌人，佛家教导众生消除嗔恚之心，等等。

用模拟的场景，使用假想敌，调整自己的情绪，运用想象融入发泄仇恨的情景氛围之中，也是一个有效的方法。古代人观看角斗士血腥厮杀，现代人观看拳击、斗牛、足球、橄榄球比赛，等等，都是疏泄仇恨的有效方法。日本的一些公司还建立了情绪发泄室，人们在屋子里摔盘砸碗，棒击仇人画像，等等，有效地缓解了员工的压力。

总的来讲，最高境界是不生恨，看开世事，不以被人伤害、侵犯为意。其次就是顺其自然，不与之较劲，所谓恶人自有恶人磨，不应把自己的一生甚至子孙家族的一生陷在仇恨之中，而忘记了美好的生活。再次的选择就是怀恨在心，苦心经营，卧薪尝胆，一朝复仇泄恨。最坏的情况就是心怀恨意，终生不快，遗恨终生。

疼　痛

字典里把"疼痛"解释为"因疾病、刺激或创伤而起的难受的感觉"。这种解释首先不精确，人因疾病、刺激或创伤而起的难受的感觉不见得都是疼痛，可能会是酸麻胀痒，憋闷坠灼，没准儿还是欣快呢！其次这种解释不准确。疼痛是主观感觉，是内心的感受，它与客观实际并不存在必然的因果关系，也就是说疾病、刺激或创伤不一定会产生难受的感觉，或者说人感到疼痛，并不一定是因为疾病、刺激或创伤。

比如杀得性起的战士，也许浑身是伤，甚至肠子都流出来了，但是丝毫不觉疼痛，依然在冲锋陷阵。等到胜利以后，精神一放松，才感到疼痛，甚至疼得昏死过去。明白了这个例子，就不难理解被外国人视为不可思议的针刺麻醉的原理。当医生用针刺激一些原穴（元气汇聚之处，一般都有动脉搏动，比如合谷、神门，等等）的时候，可以高度凝聚心神于此，这样心神对于身体其他部位的感觉就会减弱，甚至消失，可以任由医生剖腹开膛，切割刮削。

身体没有创伤，在医院里做了各种检查，查不出问题，但是疼痛不已的人大有人在。现代医学也发现了一种奇怪的病痛，名为"幻肢痛"，就是一些做了截肢手术的人，经常会感到被截去的肢体的某个部位疼痛。西医觉得奇怪，难以解释。中医认为这是合情合理的，《素问·至真要大论篇》中说："诸痛痒疮，皆属于心。"疼痛是发自内心的感觉，是心神的问题。它与肉体不见得等同对应。心肌缺血、梗死的病人，表现出来的可能是胃痛，或者是肩背、手臂的放射性疼痛。患急性阑尾炎的病人感觉到的也许是转移、游走性的腹痛。焦虑、抑郁病人感觉到的也许是头痛、目痛。

目前，国内外对于安乐死的讨论不绝于耳，一些癌症晚期病人不堪忍受疼痛的折磨，唯求一死，这陷医生和病人家属于两难境地。我认为疼痛是自我的保护反应，是心神活跃、尽职工作的表现。套用一句时髦的话，"我疼故我在"。有疼痛，就说明心神尚在，生机尚存。《灵枢·九针十二原》云："疾虽久，犹可毕也。言不可治者，未得其术也。"中医针刺、中药止痛效果很好，包括那些藏于民间，甚至被称为封建糟粕的药物疗法，其原理精髓值得我们去深入研究探讨，掌握运用。如果拘泥于现代医学的不治、死刑判决，去给病人实行安乐死的话，医学进步的动力也就无从谈起。另外，"上工治未病"，作为中医大夫更应该发挥中医查病于无形的优势，给病人做早期诊断治疗，使麻木者有知觉、痛楚，使疼痛者安定。

不管疼痛多么令人难以忍受，它总比麻木不仁要好。我临床治疗胃病多年，发现胃癌患者往往是近几年丝毫不觉胃痛的人，而那些整天感觉、叫嚷胃疼的人，往往只是一些患有浅表、糜烂、溃疡等不很严重胃病的人。正所谓"歪脖树不倒，药罐子长寿"。

有了疼痛的感觉，用声音把它表达出来，就是"疼痛"的发音，写出来就是"疼痛"的字形。我们可以通过发音和字形去了解疼和痛的区别。汉语发音有音调的升降，古人总结为平、上、去、入四声。万事万物皆可分为阴阳两种属性，音调也是一样，平声为阳，不平为阴，也就是说凡是降调的都是阴性，对应现代四声分类，一声、二声为阳，三声、四声为阴。言为心声，发音的阴阳与内心感觉的阴阳是一致的。"疼"是二声，升调属阳。"痛"是四声，降调属阴。

就疼痛而言，阳性的疼痛感觉，人们一般用平声来表达，这就是疼。所谓阳性的疼痛就是急性发作的、持续时间短的、浅表的、有灼烧感的、开放发散的、尖锐刺激的疼痛。

相反，阴性的疼痛感觉，人们一般用仄声表达，也就是痛。所谓阴性的疼痛一般指慢性的、长久持续的、深入的、冷凝的、憋胀的、钝挫的疼痛。

我接触过世界各国的病人，尽管他们的语言不同，描述疼痛的语言不一样，但是从发音的音调上来看，其阴阳属性与疼痛属性是完全一致的。其实从人类通用的疼痛表达字"啊"的不同发音，就能大概体会疼痛的不同感觉。

"痛"为会意字，"甬"为道路。人体经络行气，脉管行血，如同甬道，一旦壅厄堵塞，心神就会产生痛的感觉，喻不通则痛，痛则不通。"疼"为形声字，发音尾韵同"冬"，含义略微相近，喻冬日寒冷，收引凝滞气血，容易导致疼痛。

很多人有过牙痛或牙疼的经历，很少有人去探讨牙痛与牙疼的区别。其实很简单，就看是闭合的还是开放的。当牙齿出现感染、炎症分泌物充斥在牙髓内，刺激压迫神经的时候，这种闭合的疼痛应当叫作牙痛，治疗的方法就是"减压引流"——在牙齿正中开一个洞，让炎症分泌物流出，减轻牙髓腔内的压力。而当牙神经裸露，冷风、饮食都会刺激它，此时的症状就是疼了。这是开放性的，只能用麻醉，或切断杀死神经了事。足球运动员在比赛中出现的损伤，一般是开放性的，体液、血液渗出，出现血肿，呈现阳性疼的症状，快速止疼的办法就是冰敷、喷雾。等过了急性期，再用热敷、按摩的方法，促进血液循环、回流，以缓解痛。

在临床上，患者对疼痛感觉的表达、描述并不是很确切，普通人用词也是含混不清，不会把疼与痛分得很清楚。但是对医生来说，就必须分清疼痛的属性。《素问·阴阳应象大论篇》说："善诊者，察色按脉，先别阴阳。"诊断明确了，治疗才能有的放矢。

《素问·举痛论篇》阐述了痛的病因病机，岐伯对曰："经脉流行不止，环周不休，寒气入经而稽迟，泣而不行，客于脉外则血少，客于脉中则气不通，故卒然而痛。"同时还列举了痛的不同类型和相关症状。

比如有寒气在脉外，使毛细血管拘急凝滞，导致"卒然而痛"，得温热则痛立止。寒气进入血脉之中，寒热相薄，痛而不可按。寒气客于肠胃之间，膜原之下，血不得散，小络急引故痛，按之则血气散，故按之痛止。如果时间长了，血液凝滞，无法回流到血脉，日久就形成了积。寒气客于侠脊之脉，也就是介于督脉与足太阳膀胱经之间的肌肉，会导致腰背颈项痛，并拒按。寒气客于冲脉，冲脉起于关元，随腹直上，由于寒气阻滞气机，会出现痛感并伴有脐下、脐旁悸动。寒气客于足太阳膀胱经的背俞之脉，会导致背俞部位与内部相应脏腑同时相引而痛，经过温热按压可以缓解。寒气客于厥阴之脉，会导致胁肋与少腹相引痛，严重的可以出现阴缩。寒气客于大腿内侧，上及少腹，可以导致腹痛牵引大腿内侧疼痛。

　　饮食生冷，会让寒气留在胃中，会出现痛而呕的症状。等寒气移到了小肠，小肠阳气受伤，无法泌别清浊，会出现泄泻、腹痛。如果饮食过于辛辣，会使热气留于小肠，出现肠中痛，瘅热焦渴，大便坚干不得出，痛而闭不通。寒气深入到了五脏，会导致阴气竭，阳气未入，人会无故突然痛得昏死过去，直到阳气来复，才会恢复知觉。

　　在论及疼痛的诊断时，岐伯曰："五藏六府，固尽有部，视其五色，黄赤为热，白为寒，青黑为痛，此所谓视而可见者也。"另外，触诊也是重要手段。岐伯曰："视其主病之脉，坚而血及陷下者，皆可扪而得也。"

　　我个人体会，自觉疼痛为阳，经点按触压以后方觉疼痛为阴；疼痛拒按为实，喜温喜按为虚；疼痛得热减轻为阴，得寒凉减轻为阳；游走流窜为阳，固定不移为阴；疼痛夜间发作或加重为阴，白天发作或加重为阳。

　　现代医学对疼痛的认识仍然停留在形而下的层次，所以有很大的局限性。他们看到的只是有形的神经以及有形的物质对神经的压迫，治疗手段不外乎麻痹神经或切断神经。

中医也用类似目前西医的方法止痛，当年华佗发明的麻沸散就是为了做手术时麻醉用的。华佗敢提出给曹操做开颅手术根治其头痛，也是因为艺高胆大。而中医学的高明之处在于，它认识到了无形的能量流动（寒气、热气）与疼痛的关系，还认识到了心神对疼痛的感知具有主观独立性。基于能量流动、聚集形成的中医经络腧穴理论，成为针刺、艾灸的基础。针灸也成为中医治疗疼痛的有力武器，这使针灸疗法在国外得到了蓬勃的发展。

我发现很多瑞典人，简单、机械地认为生命在于运动，而从不考虑自己的年龄、体质以及适宜的运动、运动量。貌似健身，其实都在自虐，爱立信的中国老总就死在健身房。很多人出现了运动性损伤，主要症状就是疼痛，而发达的瑞典医学治疗疼痛的办法就是切断神经，然后鼓励病人去继续运动。

当年，我用针刺合谷、委中、天枢解除了一个美国人的急性腰痛以后，他惊奇地看着拔出来的银针说："大夫，您用的针是实心的，里面没有药，怎么就能止痛？"外国人习惯了外求医药，不大相信自己的本能和自愈能力，而我们中医就是擅长唤醒人们的天性。

中医针刺疗法中有一种非常独特有效的方法，叫作缪刺，简单地说就是上痛刺下，左痛刺右。比如幻肢痛的病人，已经失去了左臂，但是病人感觉左手小指外侧疼痛（相当于手太阳小肠经）。对于这种情况，就要用针刺其右脚小趾外侧的相应穴位（相当于足太阳膀胱经）。

　　道理也很简单，这两个不同的部位，其实是受大脑（心）同一部位控制。就算是病人的四肢全失去了，我们还能在残余的躯体上找到大脑相应的反射区、对应点，通过针刺、艾灸来缓解疼痛。

癫　狂

人们常说癫狂、疯狂、疯疯癫癫、癫痫，落实到具体文字的确切含义则很少有人说得清楚，模模糊糊地知道都是说人的精神不正常，或者是神经不正常。我接触、了解、治疗躁狂－抑郁症二十年了，前十年还在对症治疗，失眠的用化痰的温胆汤，早醒的用补血酸枣仁汤，昏睡不醒的用礞石滚痰丸，不高兴的就舒肝理气用逍遥丸，服用抗抑郁药导致大便干燥就用承气汤。治来治去，隔靴搔痒，根本无济于事。直到1997年6月，得周稔丰先生点拨，我才突然明白，所谓的躁狂－抑郁症，就是古人说的癫狂，是心病，是神明之乱。从此以后，我在周先生的指导下安神定志，炼形蓄气，悉心体会周先生传授的摸排病气方法。两年后，我正式出山，为患者治疗躁狂－抑郁症，迄今八年，活人有数，同时也没有一例在我治疗期间和之后自杀的。

时至今日，仍有很多人问我：中医能治躁狂－抑郁症吗？中国古代有躁狂－抑郁症吗？话不必多说，认认"癫狂"两个字，问题就会明了。

"癫"是形声兼会意字，病字头的原意是病床。"颠"一是指头颅颠顶，指病入头脑，二是指患者行为、语言、思想颠倒、错乱。现代人说起癫，大概想象成跑跑颠颠的样子，有的字典甚至把它完全等同于狂，这是完全错误的。

古人云："善诊者，察色按脉，先别阴阳。"癫疾表现出来的症状都是负面的、阴性的，狂症正好相反。《灵枢·癫狂》说："癫疾始生，先不乐，头重痛，视举，目赤，甚作极，已而烦心。"后来的《难经·五十九难》说："癫疾始发，意不乐，僵仆直视，其脉三部阴阳俱盛是也。"

大意就是说癫病开始的时候，病人怎么也高兴不起来。很多人没有医学常识，试图通过做思想工作、心理咨询让患者高兴起来，其实根本无济于事。有的患者有不高兴的原因，大多数患者事事如意，可就是不快乐。其实这已经是生理问题，不是意识层面能解决的。癫症病人头部症状也很明显，头晕、头重、头痛（注意不是头疼），经常翻白眼（视举）。癫症发展下去有两个结果，一个是转化为躁狂症，出现眼红、心烦、不睡等问题。另外一个就是昏睡不醒，眼光发直，卧如僵尸。

"狂"从犬从王，会丧失人性、称王称霸之意。《难经·五十九难》说："狂疾之始发，少卧而不饥，自高贤也，自辨智也，自倨贵也，妄笑好歌乐，妄行不休是也。"《灵枢·癫狂》对癫狂有进一步的论述："狂始发，少卧不饥，自高贤也，自辨智也，自尊贵也，善骂詈，日夜不休。"

大意是说，狂症病人发病初期表现为很少睡觉，也不吃饭。总是认为老子天下第一，经常无缘无故地笑，而且笑个不停，毫无目的地在街上乱窜。《灵枢》还谈到了谩骂攻击别人，白天黑夜连轴转的症状。

癫狂病诱因大多与情绪、情感刺激有关，癫一般"得之忧饥""得之大恐"，狂一般"得之有所大喜"。更为重要的是发病条件，涉及患者的精血、元气、心神，以及外来的邪鬼。

癫是阴症，也就是说阴寒内盛或者阴血不足，都可以导致癫疾的发作。狂是阳症，阳气亢进和阳气不足，都可以导致发狂。《黄帝内经》和《难经》都指明了癫狂的实症病机："重阳者狂，重阴者癫。"张仲景则补充了癫狂虚症的病机，《金匮要略·五脏风寒积聚病脉证并治》说："邪哭使魂魄不安者，血气少也，血气少者属于心，心气虚者，其人则畏，合目欲眠，梦远行而精神离散，魂魄妄行。阴气衰者为癫，阳气衰者为狂。"

治疗实症癫疾，《灵枢》主要采用放血的疗法，直到血脉颜色恢复正常。具体方法是："常与之居，察其所当取之处。病至，视之有过者泻之，置其血于瓠壶之中，至其发时，血独动矣，不动，灸穷骨二十壮。"就是说医生与患者密切接触，观察其身体瘀血所在的部位，并且在发病的时候放血治疗，放血量要大，仅仅几滴血不值当盛在瓠壶中。瓠壶是形似葫芦的青铜器，一般用作祭祀辟邪的礼器。血气不足的人，可以先用艾灸尾骨长强穴二十壮。

书中所谓的"病至"，据我的临床经验，其实就是抑郁症患者出现自杀的念头和行为。"常与之居"，其实就是防范患者轻生。我观察发现抑郁症患者的手三阴经脉，也就是手臂内侧往往青筋怒张，当患者采取割腕自杀的方法时，看到黑血从手臂流出，患者往往会感到心情舒畅，精神放松。可以说这也是患者本能的自救方法，问题在于有人横切，有人竖割，深浅掌握不好，往往送命。而有的医生掌握了这种方法，的确能够快速有效地治愈患者。

阴血不足的癫疾，根本原因在于精血元气不足，无力涵养心神。张仲景的黄连阿胶鸡子黄汤、治疗百合病的系列方、酸枣仁汤、甘麦大枣汤等，都是对症的。现代社会很多妇女不以流产、小产、剖腹产为意，甚至产后不加调护，着风受寒，拼命工作，根本不知道自己是在耗伤精血。直到抑郁症发作，要死要活的时候，还质问大夫："我怎么会得这种病？"我治疗过一位女强人，四十多岁，做过八次人流，上午做完，下午就上班工作。祸福无门，唯人自招。

治疗实症狂疾，《素问·病能论篇》说："帝曰：有病怒狂者，此病安生？岐伯曰：生于阳也。……帝曰：治之奈何？岐伯曰：夺其食即已。夫食入于阴，长气于阳，故夺其食即已，使之服以生铁洛为饮，夫生铁洛者，下气疾也。"

治疗狂症，先要控制其饮食，断绝能量供应。另外服用打铁剩下的铁渣滓，也就是生铁洛，引火热之气下行。针刺治疗狂症，一般选督脉的上星、人中、百会穴。别看狂症的患者能闹腾，见到小小的银针还是害怕的，针刺以后若能入睡，就是最好的效果。

治疗阳气虚衰的狂症，张仲景开列的桂枝甘草汤、瓜蒌薤白白酒汤、柴胡加龙骨牡蛎汤、桂枝加龙骨牡蛎汤，都是非常好用的方子。特别是对于一些梦与鬼交、遗精、带下的男女患者，效果很好。这类患者起初由于自身阳气不足，不能固摄精血，久之精血暗耗，就会出现内疚、自责、失眠、早醒的症状，最终产生自残、自伤的念头。

这就是说癫狂虽然分属阴阳，但是阴阳互根，阴阳也是可以互相转化的。癫久了可以发狂，狂久了，也可发癫。

反观躁狂－抑郁型精神病病人，其表现出的症状完全符合古人所谓的癫狂的特点。在抑郁期，病人一般表现为表情淡漠，沉默痴呆，时时叹息，言语无序，或喃喃自语，多疑多虑，秽洁不分，内疚自责，神思恍惚，心悸易惊，善悲欲哭，肢体困乏，闭户僵卧。

抑郁日久，会出现一些阳性症状，比如失眠、早醒、焦虑、烦躁、不安、出逃、自残、自杀等。

在躁狂期表现为兴奋喜悦，注意力分散，性情急躁，头痛不眠，两目怒视，面红目赤，狂乱无知，骂詈号叫，不避亲疏，逾垣上屋，或毁物伤人，气力逾常，登高而歌，弃衣而走。

躁狂日久，精气衰减，又会转回到抑郁状态。

在治疗上，如果我们严格遵循中医理论，抓住其心病、神乱的病机，分清阴阳虚实，再给予对症的治疗，就能取得良好的效果。

第二辑 从疾病谈起

健康　中国人的健康理念源于中医的气、血理论，也就是气足有力为"健"，经络通畅顺达为"康"。

皮肤　"皮"，是表皮，也就是常见的表皮纹路。"肤"，是皮下覆盖的组织，即介于皮肉之间的组织，位置较浅。

膏肓　"膏"的质地柔软，在皮下相对较浅。"肓"的质地相对坚硬，位于皮肉之深。"膏肓"就是骨髓。

肌肉　"肌"，是细紧、刚硬、发力的肉。"肉"，是松弛、放松、柔软的肌。

腠理　"腠"，是肉眼可见的表皮间隙。"理"，是肉眼不可见的表皮间隙。

脂肪　"脂"，是固体的油。"肪"，是肥厚、成块的脂。

干渴　"干"，描述客观状态，指人体内缺乏津液。"渴"，表示主观愿望，是喝水不足的感觉。

饥饿　"饥"，是吃食不足、不够的意思。"饿"，字从我，描述的是量变。

消化　"消"，表示的是量变，同一种物质的量减。"化"的意思就是转化，是质的变化，新的物质的化生。

性命　"性"，是心生，即活着的心，包括情绪、情感。"命"，是于身。

精神　"精"，在结合的一瞬间，就诞生了新的生命。"神"，是有形的物质，新的物质的化生。

魂魄　"魂"，控制有形的身体，影响人的知觉、意识、思想、智慧、记忆，等等。"魄"，控制无形的能量、信息、思想、意识、情绪、情感、智慧的神叫做"魂"。

思想　"思"，是自思，也就是考虑自己的事。"想"，是相思，被保存的记忆是"志"。

安定　"安"，是安居，心安的状态。"定"，是停顿的意思。

意志　"意"和"志"，都是"忆"的结果。"志"，就是思考，忆的结果是"意"。

宁静　"宁"，期待将来发生的事情。"静"，是突然启动、加快的意思。

惊悸　"惊"，是指人的心神受到突然刺激、袭扰以后出现的张皇失措的状态。"悸"，是能感觉到自己快速的心跳的心跳。

怔忡　"怔"，"怔忡"，两字连用，是心跳忽快忽慢、忽起忽落的意思。

忧愁　"忧"，是担心，恐惧将来要发生的事。"愁"，是一种无能为力、无可奈何的心态。

疑惑　"疑"，是不信，确切地说是相信其相反的那一面。"惑"，是心中有鬼、是一种不确定的心。

焦虑　"焦"，是急切地企盼将来发生的事情。"虑"，是因为心愿不能实现满足而痛苦。

烦躁　"烦"，是发热、头疼的意思。"躁"，是心跳忽快忽慢、忽起忽落的意思。

愧疚　"愧"，是心中有愧。"疚"，是慢性的、长久持续的、深入的疼痛。

怨恨　"怨"，是一种不确定的心。"恨"，是遭受别人侵犯、伤害以后出现的想报复、反击的心理情绪。

疾病　"疾"，从矢，指人中箭，本义是急性病。"病"，是加重的疾，或者是合并的疾，即病当急性转为慢性的疾病，或者是深部的疾病，一般可以不用治疗。

创伤　"创"，指金属利刃导致的损害，程度深达肌肉。"伤"，在表皮，是加重的损害。

哮喘　"哮"，是由于呼气受阻，产生的高频、尖锐的声音。"喘"，是吸气节奏加快。

咳嗽　"咳"，是肺气上逆。"嗽"，是食气上逆。

痈疽　"痈"，是皮下、肌肉组织间气血、脓液汇聚，形成的感染后，伤口比较浅。"疽"，伤在皮肤，出现感染后，伤口比较深。

疮疡　"疮"，是疮在肌肉深处，感染以后脓血郁积较深，同时伴有红肿热痛，称为"疡"。

癫狂　"癫"，指病在头脑，行。"狂"，从犬从王，是丧失人性，称王称蜀之意。癫是阴症，阴寒内盛或者阴血不足，都可以导致癫疾发作。狂是阳症，阳气亢进和阳。

疼痛　"疼"，是急性发作的、持续时间短的、尖锐刺激的疼痛。"痛"，是慢性的、长久持续的、深入的、冷缩的、钝挫的疼痛。

症瘕　"症"，指邪气刚刚开始。"瘕"。

肥胖　"肥"，多肉也。"胖"，半体肉也。本义是古代祭祀时奉献的半扇肉，后引申为宽大。

疾　病

"疾""病"两字都带病字头，其实病字头的本义是床的意思，在甲骨文中很形象，是竖起的床的样子，指人生病卧床。医生看病叫作临床，也是由此而来。本篇作为开头，以后会根据我的理解介绍所有带病字头的汉字，以求体会古人观察认识疾病的角度和方法。

"疾"是会意字，甲骨文字形从矢，指人中箭。段玉裁《说文解字注》："矢能伤人，矢之去甚速，故从矢会意。"本义指急性病。

一般说来，疾病在初期或在浅表的时候，称为疾。这时候往往邪气盛，正气也足，发病快，病势急，但是往往好得也快。好比外感病，起病突然，高烧体痛，但是汗出以后自然痊愈，来得快，去得急，故称为"疾"。人的小毛病、缺点，也被称为疾，《墨子·公输》说"必为窃疾"，意思就是有小偷小摸的毛病。《孟子·梁惠王下》记载齐宣王曾说："寡人有疾，寡人好色。"齐宣王说他自己有一个毛病，那就是爱好女色。孟子回答说，爱好女色并非什么过错，只要老百姓都能过上正常的夫妻生活，内无怨女，外无旷夫，又有谁会指责你呢？

在《韩非子·十过》中记载了一个喝酒误事的故事："子反之为人也，嗜酒而甘之，弗能绝于口，而醉。战既罢，共王欲复战，令人召司马子反，司马子反辞以心疾。共王驾而自往，入其幄中，闻酒臭而还。"大意是说子反这个人嗜酒如命，喝酒和喝水一样，一喝就停不下来，直到喝醉了倒下。一次打完了仗，共王又要出兵再战，结果子反不能应召出战，以"心疾"的名义推辞。共王亲自来探望他，结果一进帐篷就闻到了呕吐秽物和酒臭，只好回去了。这里的"心疾"，后人都翻译成"心病"，这是错误的。疾病发展到了心，那就不叫疾了，一个有心脏病的将军，估计也难打仗。之所以叫作心疾，是因为酒后心跳加速，也就是心动过速、心慌、心跳、心悸。想必喝高过的人们都知道这种感受。

"疾"也作为形容词使用，同"急"，比如"疾风知劲草""春风得意马蹄疾"，等等。有时"疾"也作动词用，同"嫉"，有痛恨、讨厌的意思，比如成语"疾恶如仇""愤世嫉俗"。《左传·成公十年》："公疾病，求医于秦。秦伯使医缓为之。"其中的"疾"就当痛恨、难以忍受讲。因为当时晋景公已经是病入膏肓，不是浅表的问题。

"病"是形声字，含义是加重的疾，或者是合并的疾，也就是说，病是急性转为慢性的疾病，或者是深部的、不容易治疗的疾病。《说文》段注："析言之则病为疾加，浑言之则疾亦病也。"

"病"也有词性变化，作为动词用，有痛苦、难以忍受的意思。比如"人之所病，病疾多；而医之所病，病道少"，意思就是说，患者最痛苦的是身上的疾病种类太多，医生最痛苦的是治疗疾病的思路和方法太少。《水浒传》中英雄薛永、孙立的绰号分别叫作"病大虫"和"病尉迟"，当初看到，我还以为是病了的老虎和尉迟恭，后来才知道这是使动用法，是使大虫、尉迟病的意思，就是让老虎、尉迟恭都头疼、难以对付的人。

仔细研读古文的时候，就会发现古人很注意"疾"和"病"使用的分寸。比如在《韩非子·喻老》中描写扁鹊初见蔡桓公，扁鹊曰："君有疾在腠理，不治将恐深。"桓侯曰："寡人无疾。"

扁鹊说君有疾，而不是说君有病，含义就在于疾的程度较浅、危害不大。如果不治疗，进一步深入发展的话，疾就成病了。桓侯连自己有小毛病都不承认。扁鹊出，桓侯曰："医之好治不病以为功。"后来人翻译这句话不清楚疾和病的区别，把不病翻译成没有病，桓侯的话就成了"医生就喜欢给健康的人治疗，然后邀功"，显然不合逻辑。其实"不病"是病得不深的意思，也就是小毛病。桓侯大概也感觉到了自己有些不舒服，但是他认为那根本算不上疾或者是病，所以不大愿意让扁鹊诊治、邀功。

等过了十天，扁鹊复见，曰："君之病在肌肤，不治将益深。"桓侯不应。扁鹊出，桓侯又不悦。居十日，扁鹊复见，曰："君之病在肠胃，不治将益深。"桓侯又不应。扁鹊出，桓侯又不悦。居十日，扁鹊望桓侯而还走。

第二阶段，疾的发展就严重了，扁鹊就用"病"来替代"疾"了，层次也逐步深入到肌肤、肠胃、骨髓。在分析疾病的治疗机理的时候，扁鹊曰："疾在腠理，汤熨之所及也。"小毛病用热水洗浴就能好。"在肌肤，针石之所及也；在肠胃，火齐之所及也。"疾发展成了病，深入到了肌肤、肠胃，分别用针刺砭割、口服汤药能够治好。

"在骨髓，司命之所属，无奈何也。"但是病入骨髓，如同病入膏肓，就无药可救了。短短的一篇故事，使我们看到了一个由疾而病，由病而死的过程。

中医治病仰仗患者天赋的自愈能力，就是所谓的正气。所以，中医治病不怕外感、外伤，就怕内伤、内乱。正气浩然、精充血足的人，即便受到感染伤害，也很快就能恢复。就像"二战"中的美国，在珍珠港受点儿小创伤，但是很快全国动员，投入战争，很快解决问题。这就像中医治疾，因势利导。

但是如果七情内伤，精血耗损，即便没有外患，也会生出内乱，这就是病了，调理起来费时费力，还经常被患者不良的饮食、性爱、思维、情绪、习惯干扰。司马迁在《史记·扁鹊仓公列传》中感叹道："故病有六不治：骄恣不论于理，一不治也；轻身重财，二不治也；衣食不能适，三不治也；阴阳并，藏气不定，四不治也；形羸不能服药，五不治也；信巫不信医，六不治也。有此一者，则重难治也。"

现代的"疾""病"趋于同义，在翻译成英文的时候可以通称为 illness 或 disease。但把"疾"翻译成 suffering，把"病"翻译成 sickness，似乎更合古义。

创　伤

　　"创伤"一词现在被广泛应用，泛指对人体，甚至情感、精神的一切损害。在古代则不然，"创伤"是狭义的，有其精确的定位和含义。我们有必要去认真辨析，以利于临床准确地辨证治疗。

　　创伤是由外因导致的，二者的区别在于损害程度的深浅。伤是在皮肤表层，程度较浅。影视剧中的战斗英雄，在负伤以后经常满不在乎地说"没事，就擦破点儿皮"，指的就是这种情况。现在人们经常使用的创可贴，其实应写作"伤可贴"，"创可贴"属于典型的用字不当。

　　创，金字旁，指金属利刃导致的损害，程度深达肌肉。所谓皮开肉绽，就是不仅伤了皮，而且创了肉。如果严重到导致骨折，但是筋也就是肌腱尚未断裂的，叫作折，俗话说："姑表亲，辈辈亲，打断骨头连着筋。"导致筋骨都断裂的，叫作断。皮肉筋骨血脉都断裂了，那就叫绝了。

　　为什么要做这么细致的区别呢？这和古代刑名制度有关。法家治理天下，兴诉讼，治牢狱，精确的定义有利于制定量刑标准，以理服天下。中国目前已知的成文刑法产生于公元前536年，即郑国子产铸的刑书；公元前513年晋国铸刑鼎；公元前407年，魏文侯颁布李悝《法经》；商鞅变法（前359—前350），制定刑法《秦律》。以后的《礼记·月令》与《吕氏春秋·孟秋纪》保存了相关的内容："是月也，命有司修法制，缮囹圄，具桎梏，禁止奸，慎罪邪，务博执。命理瞻伤、察创、视折、审断，决狱讼，必端平。"东汉蔡文姬的父亲蔡邕在注释《礼记·月令》时说："皮曰伤，肉曰创，骨曰折，骨肉皆绝曰断。"意思是说，立秋以后，金气肃杀，有关部门应修订法律条文，维修监狱牢舍，打造锁链镣铐。处理各种犯罪案件，一定要重证据，看看是伤在表皮，还是肌肉，仅仅是骨折还是筋骨俱断。据此判决案件，一定要秉公执法。

古代衙役为了索取贿赂，练就了一套行刑杖责的本事，下手轻重、深浅力度都有讲究。如果犯人给了钱，他会显得很卖力，一棒下去声音很大很脆，犯人皮开肉绽、鲜血淋漓。看起来行刑效果不错，犯人受到了惩罚，但是这只是伤，伤的是皮肤，外敷些金疮药膏，过几天伤口就慢慢愈合了。

而对没交钱的人，他会打得很闷，但是很沉，这种势大力沉的打法，加上施暴者的恶念，以意领气，穿透力和渗透性都很强。虽然打完了可能连皮肤都不破，但是皮下肌肉全烂了，成了死肉。这种犯人不是死于杖下，就是死于刑后的溃烂感染，瘀毒无法外散，内窜攻心。这就是深达肌肉、血脉的创。有经验的犯人，如果能当即索要几碗童便服下，使瘀血热毒从小便排出，后用鲜豆腐外敷，引邪外出，尚有一线生机。当然最好是马上服用活血化瘀解毒的金疮药。但是事前没有使银子，哪里来的方便，只有死路一条了。

精确定义的另外一个目的，就是为了治疗。中医认为肺主皮毛，心主血脉，脾主肌肉，肝主筋，肾主骨。因此不同程度的损害，就要治疗不同的脏腑，使用相应归经的药物，以利于创伤尽快痊愈，这是中医外科学的基本原理。

伤在表皮，伴随毛细血管或小血管的破裂，一般可以不用治疗，别沾水，可以用唾液舔舔，等血液凝固，伤口结痂，自然脱落就好了。谁小时候都免不了磕磕碰碰，膝盖、胳膊肘经常见红，当时也就是红药水或紫药水一抹就没事了。

伤势深入到了肤，也就是现在所说的真皮层的话，出血就更多一些，需要用止血药，包扎、压迫止血，伤口愈合以后还有可能留下瘢痕。中药对于促进伤口愈合，避免和消除瘢痕有特殊的功效。比如对于轻度烫伤，涂抹鸡蛋黄油就是非常有效的方法。

如果创伤深达肌肉，除了止血，还需要缝合。不然的话不仅影响愈合，而且还会影响肌肉的功能、活动。创在肌肉，伤口和创面久久不能愈合的，是气血不足的表现，在确认没有外邪、热毒、瘀血的情况下，可以用甘温补脾的中药比如黄芪、党参、当归、甘草等，加上托里透脓的桔梗、皂刺、穿山甲等。

无论何种外伤，都会伤及血络、脉管，出现出血、瘀血或血肿，因此止血、消肿、活血就是治疗外伤必不可少的步骤。轻度的出血渗出，可以外敷、内服药物，比如乌贼骨粉、三七粉、草木灰（也就是炭类的中药，像棕榈炭、血余炭、荆芥炭）等，中医有血见黑则止一说，其理论源于五行——黑肾水克红心火。电影《追捕》中杜丘用烧焦的木棒为被熊咬伤的警察消毒止血的情节实在令人难忘，这也是创伤白救的有效方法。著名的云南白药在止血疗伤方面有独到之处，特别是里面的保险子可以治疗大面积出血和血崩。当然严重的出血可以同时采取按压、捆扎止血。出血不好止，皮下的瘀血、肌肉的血肿也不好散。时间久了，又会出现溃烂，形成疮疡。

有的金属利器会在体内残留铁屑、铁锈，有的利器上面还有毒液，这样的创伤就更危险更难救治，会引发类似破伤风的症状以及各种中毒反应。抢救这样的病人，需要首先清创，排除异物，挤出毒血。药物治疗还要以毒攻毒，使用全蝎、蜈蚣、蟾酥等毒药，抢救的过程更为复杂。

由于伤口或创面暴露，极易引起细菌或寄生虫感染，创伤感染化脓以后就被称为疮疡。

疮　疡

前面解释了创伤，本篇说说疮疡。如果写成繁体字，就不难看出"瘡"与"創"、"瘍"与"傷"的相似之处。其实二者之间词义相近，互相关联。

在肉眼无法看到寄生虫、细菌、病毒的时代，古人已经察觉了微生物的存在，中医把这种会导致、加重人体疾病的邪气，称为"虚邪"，眼见为实嘛，看不见为虚！繁体字的"风"写作"風"，就是携带小虫子的能量的意思。风邪为百病之长，最易洞穿人体皮肤腠理，或通过破损创伤，深入肌肉血脉甚至骨髓，感染蔓延，与人体正气交争，导致高热、化脓、溃烂、惊厥、昏迷甚至死亡。

《素问·风论篇》指出："风气与太阳俱入，行诸脉俞，散于分肉之间，与卫气相干，其道不利，故使肌肉愤䐜而有疡，卫气有所凝而不行，故其肉有不仁也。疠者，有荣气热胕，其气不清，故使其鼻柱坏而色败，皮肤疡溃……"意思是说，携带着微生物的风邪从足太阳膀胱经侵入人体，窜行在各个腧穴、皮肤肌肉之间，与护卫人体的正气斗争，造成了局部阻塞，出现了溃疡。由于卫气消耗加上经络不通，人会有局部肌肉麻痹的感觉。所谓疠是邪气攻入了血脉和六腑，浊气充斥血脉，导致鼻根塌陷，脸色难看，皮肤出现大面积溃疡，这其实就是麻风病。

所以中医做手术时，以防风、洁净为要务，在当时的历史条件下，尽量创造无菌环境。比如为太监做阉割去势手术时，一般事先用酒和火为人体和手术器械消毒，烘烤密闭的房间，作为手术室，古称蚕室。现代医院的手术室采用给氧增压的方法，使室内压力总是高于外面。术后一般用热草木灰外敷止血，并预防感染。这些措施在一定程度上降低了手术的死亡率。

创伤出现感染以后，就形成了疮疡。一般伤在皮肤，出现感染后，伤口比较浅，感染也就比较薄，故称为"疡"。创在肌肉深处，感染以后脓血瘀积较深，同时伴有红肿热痛，故称为"疮"。

因为疮疡一般都由外来创伤所致，所以在古代"疡医"也被用来泛指从事外科、皮肤科的中医。据《周礼·天官·冢宰》记载，当时的官医分为食医、疾医、疡医、兽医四科，食医"掌和王之六食、六饮、六膳、百羞、百酱、八珍之齐"，疾医"掌养万民之疾病"，疡医"掌肿疡、溃疡、金疡、折疡之祝、药、劀、杀之齐"。肿疡是指红肿蓄脓没有破溃的疮疡，溃疡是指创面暴露或出脓破溃形成的感染，金疡是被金属利器伤害以后出现的感染，折疡是骨折以后出现的感染，祝指精神、心理治疗，药指麻醉、止血、促进愈合的药物，劀是刮的异体字，杀是切割的意思。看来疡医的功夫是很高的，技术是很全面的。

没有并发感染的创伤容易愈合，一般用活血化瘀，托里生肌的中药治疗。已经出现感染的疮疡，由于创伤必伤血络、血脉，所以必须预防毒邪攻心。高热、化脓是正气充足的表现，但是如果出现惊厥、抽搐、神昏、谵语，出现疮毒内陷，就是类似脓毒血症、败血症的情况，需要大剂量的清热解毒药物内服外敷，配合透邪外出、活血散瘀的辛凉药物，比如冰片、羚羊角、丹皮、赤芍等，同时辅助针刺井穴、委中放血，泻热醒神。《素问·至真要大论篇》说"诸痛痒疮，皆属于心"，就是这个道理。

疮疡长在体质差、气血不足的人身上，往往缠绵不愈，出现低烧不退、四肢厥逆、疮疡塌陷晦暗、脓汁清淡稀冷、神智萎靡、昏昏欲睡等症状，这种情况，需要鼓舞阳气，补益气血。外用药一般都采用以毒攻毒的方法，使用全蝎、蜈蚣、毒蛇、朱砂、雄黄等有毒药物。著名的红升丹和白降丹就是外科常用的去腐生肌，拔毒排脓的良药。

疮疡也有由内而发的，比如好发于青壮年的青春痘，中医称为痤疮。《素问·生气通天论篇》曰："劳汗当风，寒薄为皶（zhā），郁乃痤。"指出了痤疮寒湿外裹的外因。而内因则是心胃郁火。大多是由于饮食过于醇厚、肥腻、辛辣，加上酒色的催化而成。所谓色，指的是性欲。正常男女到了性成熟的阶段，相火萌动本是正常。但是目前人们的食品，无论是蔬菜、水果还是禽肉，都被加入了催熟的激素，导致人体大量摄入催欲的毒药，以致内火蒸腾，无处发泄，郁积成疮。痤疮之所以难治，也是由于吃药不忌口导致。任你苦寒清热，辛凉解表，抵不住他几串带孜然（小茴香）辣椒的羊肉串下肚。人工催熟的鸡肉更是罪魁祸首，鸡肉本身就是火热风动的性质，年轻人又从小养成了吃肯德基、麦当劳高热量垃圾食品的习惯，外加几杯带着冰块的碳酸饮料，不发痤疮才怪。

人们逐渐富裕，饮食结构随之改变，富贵病也随之而来。糖尿病的并发症之一就是出现反复的痈疽、疮疡，甚至坏疽。这些也是内毒郁积发作，如果不控制饮食，单纯治疗疮疡也是无济于事。

小儿饮食不节，食积化热，上攻于心，常常会出现反复的扁桃体感染化脓，并发高热、惊厥，有的会内传于心肾，导致心肌炎、肾炎。孩子家长没有中医知识，只能去急诊输液消炎，为此疲于奔命，有的干脆一刀切除扁桃体了事，不知道少了这道防线，以后门户洞穿，毒邪会直接深入内脏。殊不知少给孩子吃几个鸡腿鸡翅，就少了许多麻烦。

胃溃疡、糜烂性胃炎是常见的胃病，是胃黏膜、平滑肌出现了损伤和感染。胃黏膜属于表皮，属于伤和疡，平滑肌属于创和疮。造成胃的创伤的原因在于饮食不节，生冷硬撑。造成感染的原因现在发现是由于幽门螺旋菌，再加上心理、情绪、情感的因素。中医治疗不以杀菌为目的，也不会用药遮盖伤口创面，掩盖症状，而是疏通胃周围气血，活血化瘀，解除胃的拘急冷结的状态，最终促进创伤自然愈合。

痈　疽

"痈"的繁体字是"癰"，从疒（chuáng）会意，以"邕"或"雝"（yōng）形声兼会意。邕或雝，是水流汇聚环绕城郭的意思，也通雍字，引申为汇聚、聚集。痈的意思就是皮下、肌肉组织间气血、脓液汇聚，形成的肿胀隆起。《说文》："肿也。"《释名》："痈，壅也。气壅否结裹而溃也。"

"疽"也是形声兼会意字，发音同"且"（jū）。类似的字还有沮，意思是水流阻断；咀，咬断。疽是痈的演变、恶化、深入，由气血壅盛到气血瘀闭；由饱满脓浆到干枯或流清水；由体表皮肤、肌肉发展到筋膜、骨髓；由六腑渐至五脏。《说文》："久痈也。"《医书》："痈者，六腑不和之所生。疽者，五藏不调之所致。阳滞于阴则生痈，阴滞于阳则生疽。"《正字通》："痈之深者曰疽。疽深而恶，痈浅而大。"

《灵枢》的最后一篇专门论述痈疽，岐伯分析其病因病机时说："寒邪客经络之中则血泣，血泣则不通，不通则卫气归之，不得复反，故痈肿。寒气化为热，热胜则腐肉，肉腐则为脓，脓不泻则烂筋，筋烂则伤骨，骨伤则髓消，不当骨空，不得泄泻，血枯空虚，则筋骨肌肉不相荣，经脉败漏，熏于五藏，藏伤故死矣。"意思是说，寒气入侵经络之中，血液循环就出现凝滞不通的问题，加上卫气聚集正邪交争，寒气化热，出现痈肿，热到了一定程度就腐烂，出脓。如果脓排不出去，就会深入导致筋、骨、髓感染消耗，最终会影响最深的五脏，导致死亡。

在回答痈疽的区别时，岐伯说："大热不止，热胜则肉腐，肉腐则为脓，然不能陷，骨髓不为焦枯，五藏不为伤，故命曰痈"，"热气淳盛，下陷肌肤，筋髓枯，内连五藏，血气竭，当其痈下，筋骨良肉皆无余，故命曰疽。疽者，上之皮夭以坚，上如牛领之皮，痈者其皮上薄以泽，此其候也。"

相比之下，痈是阳症，一般长在肌肉丰厚处。初起有寒战、高热，然后体表局部出现红肿，自觉热痛；进而红肿处出现一个或多个脓头，皮下有波动感，表示内有脓液形成；接着就是脓包破溃，流出黄稠、腥臭脓液，深部的痈还会形成瘘管出脓；待脓液出尽，创面表层有膜覆盖，下面有肉芽生长，患者自觉由疼转痒，最终愈合如初，连瘢痕都没有。

体质好的人完全可以自愈。使用中药、针刺可以促进自愈。比如在高热、疼痛的时候，用新鲜的蒲公英、菊花、败酱草捣烂外敷；在体质虚弱，久不成脓的时候，用补益气血的中药，比如黄芪、鹿角胶、穿山甲等托里透脓；在脓成以后穿刺引流；在脓尽以后，外敷、内服中药促进肌肉生长。总之一句话，因势利导，鼓舞正气，驱邪外出，严防内窜。

体内的痈比较凶险，轻则会内溃浸淫，重则脓毒入血扰心。所以治疗必须及时、妥当。比起西医动辄开膛破肚、切割刮削，中医治疗内痈确实是简便廉验。我曾用大黄牡丹皮汤治疗两例患急性阑尾炎的外国人，都是一服药治愈，当夜热退、痛止、便通。方中的冬瓜仁、桃仁有托里的作用，能把肠壁内浸淫的脓液排到肠腔；冬瓜仁量应大，煎煮时一定要打碎；牡丹皮辛散入血能透脓；大黄、芒硝量应小，能缓泻就成。慢性的肠痈以无热、隐痛、时发时止为特点，可以用辛热的附子配上薏苡仁、败酱草磨成细面服用，慢慢化解。

肺痈以高热、胸痛、咳吐腥臭浊痰、脓血为主症。治疗肺痈，《千金方》中的苇茎汤要比《金匮要略》中的桔梗汤好用，只是苇茎要用得多一些，至少一百克。香气大出，以利宣透，最终的结果是脓血尽出，内痈自愈。现在都用芦根，似乎差强人意。

疽以阴寒、冷凝、深邃为特点，起初不痛不痒，后期疼痛彻骨；不见红肿，只有坚硬、青紫的结节；不见脓血，要么干枯腐朽，要么清汤寡水，缠绵不绝；创面朽暗，久久不能愈合。

我上大学第一年，同屋的室友得了骨髓炎，住在石景山的一个医院，我们去探望时看到病历上记载中医诊断是附骨疽，当时老中医开的方子里面好像有毒药马钱子，当时印象很深。这种病只有把朽骨排出、剔出，创面才能愈合。

还有一种阴疽长在阴茎上，在阴茎背侧或根部出现一个或几个条索状或椭圆形硬结，小的如绿豆大小，大的像花生米。阴茎松弛时无不适症状，勃起时局部有胀痛。小的硬结对勃起无影响，较大的硬结可以阻碍阴茎勃起，使阴茎呈弯曲状，严重时可影响性生活。西医以维生素、激素对症治疗，中医以温通血脉、化痰散结的阳和汤治疗，效果显著。

现代医学滥用激素，导致人体阳气过度消耗，阴寒内结，出现股骨头坏死等病症。这类病症也属于阴疽的范畴，属于难治之症，非得温通阳气、以毒攻毒不可。只是大量使用附子、砒霜、木鳖子、马钱子、全蝎、蜈蚣等毒药，非艺高胆大的人，多不敢用。敢用的医生，又得不到相应的保障，所以中医的疗法也渐渐湮没。

咳　嗽

咳嗽尽人皆知，但是咳与嗽的区别很少有人知道。上大学的时候，老师讲过：有声无痰的叫作咳，有痰无声的叫作嗽。老师也是言之有据，金刘河间的《素问病机气宜保命集》载："咳谓无痰而有声，肺气伤而不清也；嗽是无声而有痰，脾湿动而为痰也。"清朝名医陈飞霞在其著述的《幼幼集成》中沿用其说："凡有声无痰谓之咳，有痰无声谓之嗽。"

虽然古今的老师都这么说，可我还是不以为然。咳嗽历来就是出声的，甚至用来代指人发言、说话、叫板。元马致远《汉宫秋》第二折："恐怕边关透漏，殃及家人奔骤。似箭穿着雁口，没个人敢咳嗽。"《水浒传》第三十八回，戴宗骂宋江："你这贼配军是我手里行货，轻咳嗽便是罪过！"咳嗽如果不出声，那也没必要加个口字边。

单单拎出来，说嗽是无声的，更是荒谬。唱京戏的时候，老生出场前，为唤起观众注意，总是要痰嗽一声"嗯哼"，怎么嗽就是无声的呢？而说咳是有声无痰的则更是牵强，中医虽有干咳、燥咳等词形容无痰的咳，但《伤寒论》中"咳吐痈脓""咳吐涎沫"等说法比比皆是，怎么能说咳是无痰的呢？

想明白咳嗽的意思，就得说说咽喉、气管和食道。咽喉上通口腔和鼻腔，下连气管和食道，是空气、饮食、唾液、痰涎出入的必经之路。

当水或食物通过咽喉时，喉体上提，会厌便向后下倾倒，将喉的入口盖住，使饮食进入食道。当有气流通过时，会厌便自动立起，盖住食道口，使气流直接进入气管。

通常人们用嘴吃饭，用鼻呼吸。特殊情况下也可以张口呼吸，通过鼻子喂食（鼻饲）。只要咽喉分得清，便无大碍。吃饭、饮水时谈笑、打闹，很容易把冷空气咽到胃里，出现腹胀疼痛，直到放屁排出才能缓解。同样，我们也会把水或食物呛到气管里面，这时候气管和支气管就会产生自动的排异反应，肺气上逆而咳，将异物排出。

气管和支气管内壁上有一层黏膜，黏膜层有纤毛上皮细胞，每个细胞的表面有数百条纤毛。黏膜下层有大量的黏液腺和气管腺，不断地分泌少量黏液，覆盖在纤毛上皮表面，形成一层黏液膜，用来黏着吸入的尘粒或细菌，湿润、加温吸入的空气。黏膜上的纤毛不断向上摆动，将黏液向咽喉部输送。外部空气越脏、越冷，痰液分泌就越多，排痰就越频繁。痰液输送到接近咽喉的时候，就需要人咳一下，把痰排到咽喉，再吐出或咽下。

纤毛运动是无声的、自动的，但是，如果黏膜表面的黏液过于黏稠、干燥，或分泌过多，都会妨碍纤毛的运动。另外，吸入有害气体，长期吸烟，或者吸入空气的温度过低，也会抑制纤毛运动，甚至引起细胞坏死，纤毛脱落。这时候就需要咳，也就是气管、支气管的大幅逆向运动，来排出气体或黏液了。直到有害气体或物质排出，纤毛恢复了自主运动，咳才会停止。

食道是一条厚壁肌肉质的直管。食道的运动主要是食道环形肌自上而下，有顺序地收缩造成的一种蠕动。食道的内壁富有腺体，可以分泌黏液，以润滑食道，便于食物团的运行。但是，如果饮食过量、过于肥腻，贲门闭合，食道内的黏液过多，无路可走，人就会嗽一声，把痰搜刮上来，到了咽喉，再吐出去。有时嗽上来的痰会跑到气管里，引起呛咳，现代医学称之为胃食管反流性慢性咳嗽，其实这就是由嗽而咳。

其实嗽有点儿像鱼鹰的捕食，吞下一条鱼又吐出来，只不过食物还没到胃里。《汉书》卷九十三《佞幸·邓通传》记载："文帝尝病痈，邓通常为上嗽吮之。"说的就是用嘴吸吮脓液，吸得过头到了食道，再嗽出来。

所以咳是肺气上逆，嗽是食气上逆。反观刘河间的论述，尽管立论不对，但是结论是正确的，那就是咳是"肺气不清"，嗽是"脾湿痰动"。咳属于呼吸系统的问题，嗽属于消化系统的问题。两者虽然有密切的联系，脾为生痰之源，肺为贮痰之器，但是诊断定位还是要明确，因为治疗也是不同的。

治咳必须分清顺逆，从咳的性质、音色、节律和咳的时间、诱发或加重因素来判断。一般的原则是因势利导，助肺排痰，不能一味地止咳、镇咳。就像治疗发烧不能一味地冰敷，有时需要吃药发汗一样。现代医学发明了许多抑制中枢神经的止咳药，里面含有可待因、右美沙芬，这些药物和止痛药一样，不是解除病痛，而是让人感觉不到病痛，久而久之还能让人成瘾。

其他脏腑也会影响到肺导致咳，《素问·咳论篇》："五藏六府皆令人欬，非独肺也。"临床比较常见的是心咳和肾咳。心咳是由于劳心过度，心火灼灼，克伐肺金。这种咳一般在激动、紧张时加重，以半声咳为主，夜间重，甚至伴有盗汗。肾咳以咳而遗尿、鼻头寒凉为特征，因命门无火，督脉不温，鼻子吸入的空气无法加热，刺激肺而产生。我的一个德国女学生2002年年初患肾咳，我给她用金匮肾气丸，症状开始缓解。正好苏有余先生来讲课，苏老师一听其咳声，就说这是肾咳，点按命门肾腧以后，咳声即变，次日就不咳了。

治疗嗽的关键在于节饮食，消积滞。控制饮食摄入的速度，也很关键。治疗嗽的药物离不开半夏，它清降食道、胃内的寒痰，散冷结。《金匮要略·妇人杂病脉证并治》："妇人咽中如有炙脔，半夏厚朴汤主之。"这种咽中嗽不出来，咽不下去的痰，用半夏最合适。其他类似的经方还有半夏散及汤、小半夏汤、半夏泻心汤。另外，消化寒痰食积最好的方子，就是三子养亲汤，历来被用于治疗老年人的寒嗽，里面用了白芥子、苏子、莱菔子。我在《脍炙》一文中介绍了吃生鱼片时的作料：芥末、紫苏叶、萝卜丝，其功用与三子完全一样，这些都是中医的传统疗法。

戏曲界有句行话叫作"饱吹饿唱"，大概是因为吃饱了气足能吹，饿的时候腹腔空，能共鸣，胃里也不会有痰上来糊嗓子，影响发声。

哮　喘

肺主气，司呼吸，激扬清浊，吐故纳新，是为常态。如果呼气不利，吸气不畅，就会出现哮喘，此为病态。简单地说，哮（wheeze）是呼气的时候发出鸣响；喘（asthma）是吸气困难，导致吸气节奏加快。一呼一吸，病本不同，两者如果同时出现，就称之为哮喘。

"哮"是呼喊的意思，《集韵》："哮，呼也。"本义是野兽的号叫，《说文》把"哮"解释为野猪的惊叫。《通俗文》说："虎声谓之哮唬。"杜甫有"熊罴哮我东，虎豹号我西"的诗句。反正哮不是人发出的正常的声音。

人能发出这种不正常的哮鸣，是由于呼气受到了阻碍、挤压，产生了高频的尖锐的声音。人们所熟悉的鼾声，即呼噜声，是鼻、咽部气道被堵塞以后引起的。当深部气道包括气管、支气管、肺泡出现阻滞的时候，哮鸣就产生了。

现代医学发现，有些过敏体质的人在吸入尘螨、花粉、冷空气以后，或摄入鱼虾（海鱼）、芝麻、贝壳类、坚果类（腰果、花生等）、奶制品甚至小麦制品以后，会引起支气管壁发炎、肿胀，同时产生黏性重的分泌，痰涎积聚于支气管内，产生哮喘。还有一些气管炎症反复发作的病人，虽然与过敏无关，但是产生哮鸣的原因也是痰阻气道。

中医认为，所谓过敏不过是人体阳气衰微或者阴寒内盛，不足以抗衡、消化外来的寒气和寒凉性质的食物，以至于诱发或添加了体内阴寒的痰涎黏液，阻塞气道。如果提高小肠的温度，使消化酶得以正常工作，就不会出现过敏现象，痰涎黏液也会化解为正常的津液，供人体使用，而不是危害人体。起初中医也建议病人避免食用导致过敏的食物，随着体质的慢慢改善，病人就可以脱敏，随意吃东西。

对已经形成的痰浊黏液，可以通过咳，也就是支气管壁的平滑肌收缩来达到排痰的目的，初期有效，时间长了，或者痰涎过多排不胜排的时候，就像过度奔跑的运动员会出现抽筋一样，支气管壁的平滑肌因为过度收缩运动而出现痉挛、肿胀，反而会加重呼吸困难，加重哮喘。

最为严重的是由于左心衰竭引起肺血管外液体过度增多并渗入肺泡而产生的哮喘。临床表现为呼吸困难、紫绀、咳嗽、咳白色或粉红色泡沫痰。此类病人多有高血压、冠心病、风心病、二尖瓣狭窄等病史和体征，两肺不仅可闻及哮鸣音，尚可闻及广泛的水泡音，被称为心源性哮喘，中医称为肺胀。

现在很多人患有睡眠呼吸暂停综合征，其特点就是呼气尖锐鸣叫，甚至有呼哨，而吸入困难，有的出现短暂的呼吸停顿，直到憋醒。简单分析，有人认为是悬雍垂也就是小舌头肿大，压住了气管，有的就一切了之。但是过了不久，问题依然如故，病人反倒增添了呛咳的毛病，因为吃东西的时候，小舌头没了，吞咽时覆盖不住气管，导致饮食经常跑到气管里面。

从中医角度来看，应该从调整脾胃消化入手治本，再去清理肺内和大小气管内的痰液。有句古话叫作"脾为生痰之源，肺为贮痰之器"。营养过盛，脾吸收过多，容易形成痰饮，阻塞在肺和气管内，造成呼吸不利，甚至窒息。所以晚上早吃饭，少吃饭，不吃完就睡，多吃点化痰消食的白萝卜有好处。把体重、血脂降下来，呼吸才会改善。

喘是吸气节奏加快，《说文》定义："疾息也。"剧烈运动的时候，或外部缺氧的条件下，人们呼吸的节奏自然会加快。但是平素状态下，吸气节奏加快，那就是病态了。严重的时候，病人张口抬肩，不能平卧。

出现喘的原因，有的与哮相同，比如痰阻气道，气管本身痉挛，肺泡被堵塞，这些属于邪气实，清除了痰浊瘀血，清气得以深入，自然就不喘了。另外的原因属于正气虚，也就是肺本身吸纳功能出现了问题。

比如气胸，由于胸腔有空气进入，使肺叶被压萎缩，无法进行正常气体交换，出现急促喘息的症状。还有小儿肺不张，由于各种原因导致的肺组织萎缩或无气，开始是喘息，最终失去呼吸作用。还有由于病毒造成的肺部持续炎症损伤，加上滥用激素，机体反复修补，甚至修补过度，造成肺组织纤维化。纤维组织代替正常的组织，肺泡结构变形，失去呼吸功能，最终导致呼吸衰竭。

哮喘的治疗应该本着急则治标，缓则治本的原则。哮喘发作的时候，应当及时使用扩张气管的 β2 受体激动剂类气雾剂，或口服缓释茶碱类药，配合吸入糖皮质激素气雾剂，以免出现窒息。发作不剧烈的时候，应当助咳排痰，小青龙汤、桔梗汤、苇茎汤都有这个作用。当痰凝结涩滞难出的时候，可以用海藻、昆布、文蛤、海蛤壳之类稀释化痰的药物。痰瘀互结深入血分的时候，就需要加入活血化瘀的药物了，比如三七、桃仁、壁虎，等等。张锡纯先生提出的按压天突穴的排痰方法，也是简便有效的好方法。

患者平时应当注意增减衣物，避免外感，节制饮食。俗话说，家无内贼，引不来外鬼。如果病人没有阴寒、痰湿的体质，也不会有什么过敏反应。如果体质改变了，吸入或摄入以前会引起过敏的东西自然安然无恙。现代医学对改善体质没有办法，总是拿基因做文章，把哮喘归咎于遗传。稍微有点儿哲学修养的人都知道，因果之间，有个缘字，缘就是条件。就算有种子，如果没有合适的土壤、温度、湿度、肥料，它也不会开花结果。就算有了哮喘遗传的基因，如果没有合适的身体条件，它一样不会发病。据我观察，小儿过敏性哮喘的原因，基本与冷饮、甜品、肥腻有关。如果管不住孩子的嘴，想根治哮喘，那是不可能的。

肥　　胖

前面说到了脂肪，这次接着说肥胖。现代人以为肥胖就是形容脂肪多的，但是在古代不是这样，"肥"恰恰是形容肌肉多的一个词。《说文》："肥，多肉也。"

唐朝人张志和的词中写道："西塞山前白鹭飞，桃花流水鳜鱼肥。"鱼的脂肪很少，鱼肥自然是指鱼的肉多，体形大。旧时北京商贩叫卖时吆喝："驴肉！肥！"我开始听了就纳闷，驴又不是猪，怎么会有那么多脂肪？要是肉那么肥，怎么有人爱吃？殊不知人家还是遵循古义，说的是肉多。人们买牲畜的时候要揣一揣肥瘠，就是看看肉多肉少。《狂人日记》中的主人公，认为来给他看病的医生是刽子手假扮的，给他诊脉就是在摸肥瘠，准备杀他。

前日朋友送来一头狍子，我请人剥皮肢解。那屠户说："这个狍子好肥啊。"我心中明白人家说的是狍子肉多，不是说脂肪多。野生的狍子整天奔波，尽是肌肉，哪来的脂肪？

《素问·奇病论篇》说："此肥美之所发也，此人必数食甘美而多肥也，肥者令人内热，甘者令人中满，故其气上溢，转为消渴。"这里的"肥美"就是指滋味厚重的肉食，羊大为美。说的是富贵人家饮食甜腻，多肉，结果身体内部产生毒热，腹部胀满，导致了消渴病——类似于今天的糖尿病，能吃，能喝，能尿，就是不长肉。

《灵枢·阴阳二十五人》载："足少阳之下，血气盛则胫毛美长，外踝肥；血多气少则胫毛美短，外踝皮坚而厚；血少气多则䯒毛少，外踝皮薄而软；血气皆少则无毛，外踝瘦无肉。""瘦无肉"相对"肥"字，意思自然就很清楚了。说的是胆经气血旺盛的人，外踝肌肉筋腱肥厚有力，小腿上的毛又长又黑。胆经血多气少的人，腿毛短而黑，外踝表皮坚厚。胆经血少气多的人腿毛少，外踝皮薄而软。胆经气血不足的人，腿上干脆就不长毛，外踝干瘪，一摸就是骨头。

《素问·三部九候论篇》载："必先度其形之肥瘦，以调其气之虚实。实则泻之，虚则补之。"说的就是针刺之前，必须度量揣摩病人的身体，再根据气血运行的情况，采取不同的补泻手法。

《灵枢·终始》载："故刺肥人者，以秋冬之齐；刺瘦人者，以春夏之齐。"这些讲的就是根据体形，选择治疗的方法，就针刺而言，针刺肥厚的人，应该用泻法，如秋风扫落叶一样深刺，对瘦薄的人应该用补法，如春夏促进生长，柔和浅刺。

《灵枢·逆顺肥瘦》载："年质壮大，血气充盈，肤革坚固，因加以邪，刺此者，深而留之，此肥人也。广肩腋，项肉薄，厚皮而黑色，唇临临然，其血黑以浊，其气涩以迟，其为人也，贪于取与，刺此者，深而留之，多益其数也。"大意是说有的成年人气血很足，皮肤厚实坚固，感受邪气以后，可以深刺，留针时间长一些。对于宽肩膀，除了腋下后脖子以外皮糙肉厚的人，厚嘴唇，血色发黑污浊的人，他们的气行不畅，为人好贪好取，也应该深刺久留针。

相反对于瘦人，就应该浅刺并且快速进针出针。岐伯曰："瘦人者，皮薄色少，肉廉廉然，薄唇轻言，其血清气滑，易脱于气，易损于血，刺此者，浅而疾之。"

《灵枢·论痛》少俞曰："胃厚、色黑、大骨及肥者，皆胜毒；故其瘦而薄胃者，皆不胜毒也。"意思是说，胃壁厚的，皮肤颜色重的，骨节大的，身体丰盈的人，对毒药的耐受性相对强一些。而体重轻，胃壁薄的人都不能耐受攻邪的毒药。现代医学根据体重决定给药量，大概与此类似。

《内经》中的"肥"字是形容肌肉丰满，体形大，皮革充盈的人，不是指脂肪多。今天肥胖的意思，古人叫作脂肥或膏腴，类似的还有丰满、丰盈。腧穴中的足阳明胃经的络穴丰隆，善于化痰降脂，是减肥的要穴。

"胖"的本义是古代祭祀时贡献的半体牲畜，也就是半扇肉。"胖，半体肉也。"（《说文》）后来引申为宽大。《礼记·大学》载："富润屋，德润身，心广体胖。"肥的反义词是瘦或瘠，胖的反义词应该是干瘪。

胖还用来形容水肿、胀满。俗话说男怕穿靴，女怕戴帽，说的就是男人怕从脚上肿起来，女人怕从脸上开始浮肿。其实无论男女，出现水肿都是心肾功能衰竭的表现，只不过心脏病一般表现为下肢水肿，肾病表现为面目浮肿。更不用说肝硬化腹水，肿的是肚子，有的肚脐也要顶出来。

说起水肿，就不能不说说日下流行的所谓科学方法，让人们不分青红皂白，早上起来先灌几杯水，这种混蛋逻辑实在是害人不浅。有的人喝完腹泻，被称为通便；有的喝完就憋不住小便，导致尿频尿急；有人不拉也不溺，水在胃肠里面晃荡，一摸全是水鸣音；有的就开始浮肿，眼泡先浮肿起来。所谓喝冷水也长肉，其实就是喝水导致水肿，类似于打肿脸充胖子。这些人一伸出舌头，就像狗一样能够滴滴答答流水，舌头也是肿大得两侧布满了齿痕。有些人有明确的冠心病或肾病诊断，有的还在早期发展中，中医称之为水毒。

治疗水毒，首先要停止灌水，本着不渴不喝、渴必热饮、饮必三口的原则；其次要用苓桂剂化气行水，这样才能把人从水肿中拯救过来。单纯使用发汗药和利尿药脱水减肥，是会害死人的。

肥胖的人都是体形丰盈硕大，但是内容不同。脂肪多的人古人称为膏人，纵腹垂腴，就是现在挺着啤酒肚子、嘟噜着脸蛋儿的人。肌肉多的人，古人称为肉人。这些人体形丰满，但是上下匀称，没有赘肉。还有一种体形不大，但是脂肪坚实，肌肉强悍，古人称为肥人，也叫作脂人。胖人可能是脂肪多或者肉多，也有可能是水肿的人，胀气的人。

症　瘕

　　"症瘕"是中医特有的病症名称，是基于中医的理论，对人体病理变化的诊断。可惜在目前所谓"西医诊断，中医治疗"的大气候中，中医已经交出了独立思考、判断的权利，人云亦云，随声附和，沦为现代医学的附庸。没有西医影像诊断的支持，中医便不敢吭声。即便发现了问题，也很少有人想到症瘕上去。"癥"（zhēng）字也被简化成了"症"，目前用简体字录入的话，已经找不到这个字了。

　　道家的宇宙观以无中生有立论，具体划分为四个阶段：易、初、始、素。易是空虚寂寥的未有气的阶段，初是气产生的阶段，始是形产生的阶段，素是质产生的阶段。

　　疾病的发生发展也是从无到有，经历了无邪、有邪气、形变、质变的过程。症瘕描述的就是疾病从无形的邪气发展到有形的积聚，并即将质变成癌岩的阶段。所以根除症瘕，其实就是防患于未然。西医只有在看到细胞的质变，病理报告查出癌细胞才去治疗。中医的防微杜渐，控制量变预防质变，控制形变预防质变的理论和手段是不是更先进呢？

　　相对于中医理论中很多形而上的概念，比如精、气、神等，症瘕比较容易理解，因为它们是腹内有形的结块。在合格的中医眼里、手下，症瘕是能被感知的，看得见、摸得着。这种认知甚至比 X 光、

CT 等现代影像检查还要灵敏，还要早。也就是说，很多被中医诊断为症瘕的病人，西医检查却没有问题，被判定为正常。

《史记·扁鹊仓公列传》记载：扁鹊经过长桑君的训练，服食上池水和药物，最后能"以此视病，尽见五藏症结"。也就是扁鹊能够看到体内有形的病患，这种望而知之的本事在《韩非子·喻老》扁鹊见蔡桓公一段中也有证明，所以扁鹊被称为神医。大多数的中医，能以切而知之，以巧取胜。

"瘕"是形声兼会意字，发音同"假"，有假借人体脏、腑、血、液的含义。意思是邪气刚刚开始聚集，所以时聚时散，游走不定，形状可变。邪气开始影响人的正气时，能导致其功能、运动停滞或衰退，中医称为气滞或气结。邪气过重或迁延日久，外加摄入的有形物质得不到消化、排泄，就会形成有形的症瘕。

《诸病源候论·瘕病候》载："瘕病者，由寒温不适，饮食不消，与藏气相搏，积在腹内结块，瘕痛随气移动是也。言其虚假不牢，故谓之为瘕也。"意思是说，由于饮食不注意冷热，吃了不消化，食物残渣积聚于胃肠之中，形成硬块，产生疼痛。但是硬块会随着气脉搏动、胃肠蠕动而移动，虚假且不牢靠，所以叫作瘕。

《圣济总录·积聚门》载："浮流腹内，按抑有形，谓之瘕。"《杂病源流犀烛·积聚症瘕痃癖痞源流》载："瘕者假也，假血成形，腹中虽硬，其实聚散无常也，亦往往见于脐上。其缘由寒暖失宜，饮食少节，脏腑之气先虚，又复多所劳伤，外而感受风寒，停蓄于内，是故正虚邪实，正不能胜邪，邪遂挟其力，反假游行之血，相聚相结，而成颗块，推之而动，按之而走，故名曰瘕。"《罗氏会约医镜》载："瘕者得之伤血，肋间有块如石，按之痛引少腹，去来无常，肚硬而胀，食减餐泥，假物成形，如血鳖之类……治宜调养脾胃，磨积消疳，奏效迟缓。"

"症"也是形声会意字，发音同"征"，含有征可循的意思，也就是弄假成真，由瘕而症。比起瘕来，症更为严重，形状固定，质地坚硬、牢固。《圣济总录·积聚门》言："牢固推之不移者症也。"《诸病源候论·症瘕病诸候》载："其病不动者，直名为症。"王叔和在《脉经》中说："脉沉重而中散者，因寒食成症。"所以与症搭配的字都很可怕，比如症坚、症痼、症噎。比如血症，《杂病源流犀烛·积聚症瘕痃癖痞源流》载："其有脏腑虚弱，寒热失节，或风冷内停，饮食不化，周身运行之血气，适与相值，结而生块，或因跌仆，或因闪挫，气凝而血亦随结，经络壅瘀，血自不散成块，心腹肢胁间苦痛，渐至羸瘦，妨于饮食，此之谓血症。"

"症""瘕"合用，泛指体内一切积聚结块。葛洪在《抱朴子》中写道："夫症瘕不除，而不修越人之术者，难图老彭之寿也。"《金匮要略·疟病脉证并治》载："病疟，以月一日发，当以十五日愈；设不瘥，当月尽解；如其不瘥，当云何？师曰：此结为症瘕，名曰疟母。"

预防和治疗症瘕，升降、出入是关键，《素问》云："出入废则神机化灭，升降息则气立孤危。"六腑以通为用，传化物而不藏，更虚更实，大多数症瘕都源于六腑。从入而言，饮食生冷，很容易导致胃的蠕动减缓，消化功能衰退。腹诊的时候，中脘上下发凉，触探有结，质地坚硬。患者有的有腹胀、泛酸、疼痛、嗳气的症状，有的则根本没有症状，食纳正常。西医做胃镜检查大多数正常，个别被诊断为浅表性胃炎，因为没有质的改变，所以不以为意。而中医则诊断为症瘕，当作隐患，必欲除之而后快。

从出而言，现代人大多心浮气躁，气聚于上焦，下焦多阴寒。大肠蠕动迟缓，便秘、便难、大便不爽的人比比皆是。这些人腹诊时，一般在天枢、大横穴附近有冷结、症瘕，西医检查有的说是有宿便、粪块，有的也查不出什么。中医则用开痞散结、温化痰湿、通腑活血的方法，以消除症瘕。

妇人月经，受寒或郁怒，以至于血当出而未出，容易在小腹肝经潜行处形成症瘕。西医有时能发现是卵巢囊肿。患者有自觉疼痛的，也有浑然不觉，渐渐腹大的。中医以症瘕论治，活血逐瘀，痛下黑色瘀血块，就能完全根治，且不复发，比反复做手术好得多。

无形的邪气如同流寇，有形的症瘕如同根据地。一旦流寇有了基地，就容易形成气候。常言道：用药如用兵。消除症瘕，如同捣毁敌人的根据地，这样邪气就容易治疗，也许放个屁，打个嗝，打个喷嚏就完事了。

积　聚

"积聚"与"症瘕"经常并称，含义相近，也是指邪气聚而成形，久而成积的病理变化。其中"聚"与"瘕"，"积"与"症"含义类似。

普通老百姓经常说的食积、疳积，就是指饮食过于生冷、肥腻，或者消化功能衰弱，即便饮食正常，胃肠内也会出现有形的积滞。患者会出现嗳腐吞酸、心下痞硬、五心烦热、磨牙噬齿、消瘦干枯等症状和体征。西医检查也许无异常，中医腹诊会触摸到腹内的有形结块，其实也不是长了什么癌瘤，就是包裹着食物残渣的不蠕动的胃肠。

最典型的例子莫过于柿结石。柿子性寒味涩，空腹吃或服食过多，就会在胃内形成结石。患者会出现急剧的腹痛、呕吐，在上腹部会摸到坚硬的结块，X光或胃镜检查也会发现问题。中医以辛散温通的方法治疗，可以消食化积，消灭有形于无形。

严格说来，中医所说的积并不是老百姓说的积，因为中医说的"积"专指深入脏的肿瘤结块。

从程度上划分，聚最轻，近乎无形。很多心气不舒的病人，感觉胸闷气短，点按膻中穴以后，出现嗳气、喷嚏，症状得以缓解，方才聚的邪气也就消散了。肝气郁滞的病人，表现为胁肋胀满，身体受热或被按压以后，就会出现打嗝，症状也得以缓解。有的消化不良的病人表现为腹胀，点按期门、日月以后，就会出现肠鸣、矢气。这些满、闷、憋、胀的感觉，都是邪气聚集的表现，因为是初起，所以不至于疼痛。临床检查的时候，往往有寒温、流动的变化，没有形状的感觉。

《难经·五十五难》曰："积者，阴气也，聚者，阳气也。故阴沉而伏，阳浮而动，气之所积，名曰积，气之所聚，名曰聚。故积者，五藏所生，聚者，六府所成也。积者，阴气也，其始发有常处，其痛不离其部，上下有所终始，左右有所穷处。聚者，阳气也，其始发无根本，上下无所留止，其痛无常处，谓之聚。故以是别知积聚也。"意思是说，积是阴寒的能量凝结而成，聚是阳热的能量凝聚而成。一般积比较深沉、宁静，有固定的起始位置，痛有定处，上下左右边界分明。而聚较为表浅、浮动，不知从何而来，也不知会流动到哪儿去，痛点也不固定。

瘕是聚的延伸，已经有形，但是不固定，状态可变。症比瘕更严重，质地坚硬，形状、位置相对固定。

积是最为严重的，病位很深，一般都在五脏，病性接近质变，也就是近乎癌岩，会变为不治之症。《金匮要略·五脏风寒积聚病脉证并治》详细论述了积聚的病因病机和脉象："积者，藏病也，终不移；聚者，府病也，发作有时，展转痛移，为可治；馨气者，胁下痛，按之则愈，复发，为馨气。诸积大法：脉来细而附骨者，乃积也。寸口积在胸中；微出寸口，积在喉中；关上积在脐旁；上关上，积在心下；微下关，积在少腹。尺中，积在气冲；脉出左，积在左；脉出右，积在右；脉两出，积在中央，各以其部处之。"

《灵枢·邪气藏府病形》详细提到了五脏之积的名称、形状和脉象。《难经·五十六难》对此做了详细阐述："肝之积，名曰肥气，在左胁下，如覆杯，有头足，久不愈，令人发咳逆疟疟，连岁不已，以季夏戊已日得之。……心之积，名曰伏梁，起齐上，大如臂，上至心下，久不愈，令人病烦心，以秋庚辛日得之。……脾之积，名曰痞气，在胃皖，覆大如盘，久不愈，令人四肢不收，发黄疸，饮食不为肌肤，以冬壬癸日得之。……肺之积，名曰息贲，在右胁下，覆大如杯，久不已，令人洒淅寒热，喘咳，发肺痈，以春甲乙日得之。……肾之积，名曰奔豚，发于少腹，上至心下，若豚状，或上或下无时，久不已，令人喘逆，骨痿少气，以夏丙丁日得之。"

总体来看，五脏之积大致分布在心下、两胁、脐上、脐下五个部位，与后世中医腹诊的募穴定位大致相当。诊断定位定性明确了，在治疗时针刺艾灸取穴、用药归经，也就清晰了。

如果抛弃中医的观点和立场，仅仅依靠西医的诊断，很可能就会对已经出现的积聚视而不见，面对患者的痛苦而不知所从。另外中医认为肝气生于左，肺气降于右，所以五积之中，肝之积表现为左胁下的结块，也就是西医所说的脾大。而西医所说的肝大，在五积之中，属于肺病的范畴。

我个人的临床经验是，神志病多为心气郁结、积滞，类似伏梁证候，所以必刺心下。长期脾胃消化不良，多在脐上有积，类似痞气，必刺中脘、水分。肺气郁闭，慢性咳喘，右胁下多有拘急、痰结，必刺梁门、腹哀、章门。而肝病日久,多在左胁出现肿块,沿其边缘浅刺,在期门、日月点按多有良效。肾藏精血,下焦也纳污垢,最易聚积阴寒,针刺关元是化肾积的绝妙方法。

有趣的是,积是邪气聚成,而化积决不是吐下有形的物质,而是积块渐消,回归邪气,病人开始打嗝放屁,并且逐日增多。有的病人服药以后,矢气连连,甚至自觉困窘,不好意思坐在办公室,只好频频去洗手间。还有的病人在针刺得气以后,感觉顺着针柄有凉气外冒。有的病人在艾灸后,腹中雷鸣,自觉如阳春回暖,冰消雪融。

邪气假借脏腑形成积聚,如同罪犯胁持人质。攻伐失当,则伤害正气,总不能为了消灭敌人,把自己的脏腑器官都切了。补养不当,则滋养邪气,会使积聚越来越大。我曾经治疗两位胃癌患者,他们是同父异母的兄弟,两人几乎同时发病,都不愿意手术治疗。弟弟相对富裕,不听我劝告,在治疗期间,偷偷买了人参补养,复诊的时候我发现他全腹坚硬如石,后来早早去世。哥哥控制饮食,坚持服用中药,存活五年。

分别清浊,去邪留正。这是个精细活儿,也是个慢活儿,不是粗鲁、急躁的医生干得了的。

疥　癣

疥癣都是皮肤表面的疾病，人们常用来比喻有关痛痒，但无碍生命的小问题。《后汉书·鲜卑传》记载，蔡邕议论国事时说过："边垂之患，手足之疥搔；中国之困，胸背之瘭（biāo）疽。"

全面分析的话，内忧外患从来都是并存的，俗话说"苍蝇不叮无缝的蛋"，"黄鼠狼专咬病鸭子"。所以，消灭苍蝇和弥补裂缝，消灭黄鼠狼和治好病鸭子缺一不可。从治国而言，如果统治者胡作非为，视万民为刍狗，自然会生出内忧。修长城、搞海禁，只能维持一时的平安，外患是防不胜防的。如果藏富于民，藏兵于民，人民群众就是活动的坚强的长城，怎么会有外患呢？可惜历代的统治者都害怕人民造反，宁可劳民伤财修建不会造反的死长城，也不愿供养一支能征善战的活军队。

用药如用兵，分析治疗疾病也是如此。《素问·上古天真论篇》曰："虚邪贼风，避之有时。"古人通过细致入微的观察，认识到有我们肉眼看不到的病邪存在，眼见为实的话，眼不见为虚。中医把这种带来感染侵害的邪气叫作虚邪。繁体字的"风"（風）里面是个虫，我们常说的伤风、中风，其实包含了现代医学所说的细菌、病毒。所谓"贼风"，就是在人睡觉、不注意时偷偷进来的邪气。《西游记》中唐僧的三个徒弟，他们的名字代表悟道的三个不同层次。沙僧叫悟净。俗话说眼不见为净。尽管肉眼看不见它们，沙僧却体悟到了细微的物质的存在，因而能进一步去研究把握它们。

人平素应该养护正气，有意识避开邪气，所谓"正气存内，邪不可干"。在邪气过盛，无可逃避的时候，就应当想办法抗病杀敌。人不可能生活在无菌的温室里，否则一旦脏腑功能失调，气血不畅，疾病就会暴发。治疗疾病也应本着"急则治标，缓则治本"的原则，扶正和驱邪全面兼顾。相对而言，现代医学擅长杀灭病菌除外患，中医擅长调整内部机能解内忧。内外皆修，就是十全十美。

以前人们对于结核、伤寒、霍乱、鼠疫等烈性传染病几乎束手无策，中医采用食疗、中药、静坐、武术、导引、吐纳等增强体质的方法，尽管有效，但是用时缓慢且不便推广，很难应急。在抗生素发明以后，采取直接杀灭细菌的方法，效果显著。随着战乱、饥荒的减少，人们体质的提高，类似的疾病才得到了有效的控制。

对于病毒感染，目前没有直接有效的杀灭病毒的方法，只能采取免疫注射，用灭活的疫苗刺激人体产生抗体，达到防病的目的。防治天花的种痘法是中医首先发明使用的，但是由于采用的是没有灭活的疫苗，种痘的死亡率还是居高不下。以毒攻毒的理念先进，但是技术手段不行。在今天，如果无法确定病毒，或无法制成疫苗，或者人体免疫功能低下或丧失，或者病毒变异迅速，免疫接种就是空谈。帮助人体恢复正气，中医的理论和实践经验是丰富的，值得中医自豪，也值得现代医学借鉴。

根据对人体侵害产生的症状，疥癣可视为由两种不同的外邪导致的疾病，同时也应看到疥癣好发的特殊的体质和环境。

"疥"是形声字，像钻入人体的寄生虫之形，现代医学称之为疥虫。疥虫的颚体很小，位于躯干的前端，一半陷入躯干中，螯肢呈钳形，方便食用皮肤的角质蛋白。疥虫躯干的后半部有几对杆状的刚毛和长鬃。疥虫夜行昼伏，因此晚上病人往往觉得皮肤瘙痒。

疥虫一般侵袭毛发浓密处，比如阴毛、腋毛、头发等处，会导致红疹和瘙痒。人抓挠后极易引起皮肤破溃感染，愈合后造成脱发，局部形成疮疤，俗称疥癞或疥癞头。

疥疮好发于春夏，《礼记·月令》说："（仲冬）行春令……民多疥疠。"《周礼·天官·疾医》则说："夏时有痒疥疾。"更重要的原因是环境肮脏、相互传染和人体营养不良。常见的传染场所包括旅社、公共浴池、宿舍，等等。还有，现在养宠物的风气盛行，猫狗的疥疮传给主人的例子也屡见不鲜，如自己或家人身体发痒，而宠物的胸腹、耳、四肢关节处有脱毛等现象时，可能就是感染了动物的疥疮，一定要赶紧找皮肤科医师及兽医诊断！

治疗疥疮，中医很早就发现并使用了硫磺制剂，外用杀灭疥虫。现代医学目前也依然采用升华硫和二硫化硒、沉降硫磺软膏等药物治疗疥疮。

"癣"字直接由苔藓变化而来，喻指癣是由真菌感染，导致皮肤、毛发或趾（指）甲病变的接触性传染病，特征为皮肤有环形脱色斑，覆以疱疹及鳞屑。《说文》曰："癣，干疡也。"癣也可以互相传染，《释名》曰："癣，徙也。浸淫移徙处日广也，故青徐谓癣为徙也。"

如果仅仅采用杀灭真菌的办法，尽管短期效果好，但是常常会反复发作，有的真菌还会产生耐药性，选择用药非常棘手。癣的发病与人的体质有密切关系，中医认为脾胃功能不好，消化吸收不良的人，容易为真菌提供有利的生长环境，形成感染。糖尿病患者如果血糖控制不好，癣病也难以根除。滥用抗菌素的病人，也会导致肠道、尿道、阴道的菌群失衡，真菌泛滥，不可收拾。有些嗜食肥甘，爱喝啤酒冷饮的人，湿浊很重，阳气不足，就像提供了一个阴暗潮湿的环境，极易引起真菌滋生和复发。不解决内忧，光靠勤换衣服、鞋袜，或者大剂量使用消灭真菌的药物，是没用的。因果之间有个缘，如果不给霉菌提供生存生长条件，一样可以抑制感染的发作。

总体来讲，治疗疥疮，以除外患，消灭寄生虫为首务。治疗癣病，还是以改善体质，消除真菌生存环境为好。

痞　满

有句成语叫作"否极泰来"，大家都知道是比喻坏事发展到极处，可以转变成好事。这个成语体现了道家辩证的哲学观念，类似的成语还有"乐极生悲""物极必反""盈则亏""凹则盈""曲则直"等。

为什么说否是不好的，泰是好的呢？这还得从道家的价值观说起。简单一句话，道法自然。道家以顺应自然为是，以违背自然为非。如果用阴阳描述自然的话，那么阴阳和合、交流为顺，阴阳隔离、断绝为逆。

按照阴阳不同的属性，本应清气上升，浊气下降；清者自清，浊者自浊；清者恒清，浊者恒浊。但是这样的话，阴阳只有分离，没有交流，处于阴阳隔绝的状态，像分居、离异或冷战的夫妻，是不会有生命产生的。道家称之为天地不交，用卦象来描述就是这样：阳在上，阴在下，也就是乾上坤下，男上女下，卦名曰"否"。

反过来说，如果本属阴寒的浊气能蒸腾上天，本属阳热的清气能下降到地，这样阴阳就产生了互动、交流，而万物就在这交流中产生了。人就是自然界阴阳交流的最完美的杰作。道家称之为天地交，用卦象来描述就是阴在上，阳在下，乾下坤上，男下女上，地气上升为云，天气下降为雨，翻云覆雨，如此这般，循环往复，无有终时，卦名曰"泰"。

用沙漏作个形象的比喻的话，沙子在下，空气在上的时候，沙漏是死的。而翻个个儿的话，沙子在上，空气在下，运动和交流就开始了。地球上之所以有生命，而其他星球上没有，就是因为在阳光的照耀下，大气层的笼罩下，地球实现了天地、阴阳的交流，从而衍生了万物。

地球上每个生命，包括动物和人，都有阴阳交流的泰卦的符号特征。泰卦是阴在上，阳在下。阴是偶数，阴爻用"－－"表示，阳是奇数，阳爻用"——"表示。人的头部，双目、双耳、双鼻孔在上，单口、单咽、单喉在下；胸腹，双乳在上，单脐在下，都形似泰卦。如果有一天发现了外星人，只要他的星球是阴阳交流的，他们的样子也怪不到哪儿去！

人是自然的产物，人身就是一个小宇宙、小天地，同样有阴阳之分，同样以阴阳交流和合为顺，以阴阳离绝为逆。

肾属水，藏精于脑。脑髓、脑浆为至阴之物，存储于头颅之中，高高在上。心属火，居于脑下肾上，如同阳光普照，使下焦丹田之气蒸腾于上，通过任督二脉上冲于脑，炼精化气，阴精下流，由脑而脊，由脊而骨，由骨而筋，由筋而脉，由脉而肉，由肉而皮，由皮而毛发，渗灌全身，如雨露之溉，此为康泰。

如果上下隔绝不通，就会出现阴精不化，阳气不升，或阳气上亢，阴寒下凝的否的状态，中医用"痞"字来形容这种病理状态，也叫作心肾不交。

导致上下隔绝不通的原因有很多，有无形的寒气。《伤寒论·辨太阳病脉证并治》载："脉浮而紧，而复下之，紧反入里，则作痞，按之自濡，但气痞耳。"这是病人自觉痞满，但是摸上去软软的，没有什么实质上的东西阻隔，实为寒气凝滞。这种寒是由于盲目用泻下药物，耗伤了中焦下焦的阳气导致的。结果就出现了上热下寒的痞。

有火热结作痞，《伤寒论》第一五四条云："心下痞，按之濡，其脉关上浮者，大黄黄连泻心汤主之。"本症后世医家称之为热痞，在刘渡舟教授的火证论中叫作"火痞"。这是由于饮食不节，嗜食烟酒或辛辣、鲜咸等食物，或欲火焚身、心火过亢，导致的面目通红、鼻子喷血、目赤脱发的上热下寒的痞症。

还有水痞，《伤寒论》说："心下痞，与泻心汤。痞不解，其人渴而口燥烦，小便不利者，五苓散主之。"这是由于饮水过多，或小便过少，导致中焦下焦积液存水过多，以至于出现了上热下寒的痞症。

最多见的是痰痞。有的堵在咽喉，吞不下，吐不出，叫作梅核气。有的堵在胸口，出现憋闷、短气。有的堵在心下，抑郁躁狂交替出现，吃不下饭或者吃完就堵。这种情况非用半夏不可。比较严重的是痰血黏裹，或者纯粹是瘀血的血痞，被称为痞块，已经变成症瘕积聚了。这就是我们常说的心结，心有千千结，愁肠百结，下一步就是患，离肿瘤不远了。

《伤寒论》中论述最多的是心下痞，心下相当于巨阙、上脘穴的部位，这是心气募集之处，所以用了一系列泻心汤治疗。痞症的表现除了自觉满闷以外，主要就是上热下寒，心火不得降，郁热于上，脱发、目赤、头部疱疹、口疮、鼻血、痤疮、痈疽层出不穷；凝寒于下，腹痛、腹泻、阳痿、阴缩、尿频、遗精、白带。所以，开痞散结的泻心汤，大多是寒热药物同时使用的。

除了在心下容易出现痞以外，任脉循行的其他部位也会出现痞的症状。比如在关元、水分、天突、膻中等部位，除了类似的上热下寒症状以外，还会有相关的比如闭经、尿浊、胸痹、梅核气、咽喉反复感染等症状。

其他经脉如果上下隔绝不通，也会出现痞，比如肝胆经。《伤寒论》介绍发病机理说："血弱气尽，腠理开，邪气因入，与正气相搏，结于胁下。"治疗的方法如下："伤寒五六日，中风，往来寒热，胸胁苦满，嘿嘿不欲饮食，心烦喜呕，或胸中烦而不呕，或渴，或腹中痛，或胁下痞硬，或心下悸、小便不利，或不渴、身有微热，或咳者，小柴胡汤主之。……若胁下痞硬，去大枣，加牡蛎四两。"

临床上病人不懂痞是什么，主诉的症状一般不是疼痛，而是憋胀、堵闷。北京土话叫"硌硬"，意思就是有个东西硬硬的，硌在那里，不痛不痒。还有句话叫作"添堵"，说的也是痞，是由心情不舒畅导致的痞。临床诊断触诊、脉诊是很重要的，定位不准的话，用药归经，扎针取穴都会失去准星。

眩　晕

　　"眩"是形声字，也是会意字，从目，玄声。"玄"是虚无、黑色的意思，"眩"的本义就是眼前发黑，视物不清。《说文》言："眩，目无常主也。"《苍颉篇》曰："眩，视不明也。"这种眼前发黑的虚脱症状常常发生于低血压、低血糖患者，大多因为气血不足，不能上济于目。

　　目眩还有另外一种程度较轻的表现，就是眼前总是有黑色的小阴影飞舞，随着眼睛的移动、眨动而变化，西医称之为飞蚊症或玻璃体浑浊，没有什么好的治疗方法。而中医把这种类似阴云蔽日的症状称之为眼花或者目眩，一般用温补肝气，化痰除湿的方法来治疗。

　　眩这种暂时失明的症状，就是因为精气不足，心神失养，以至于视而不见。任脉起于关元，输布精气，上注于目，精不化气或气不上承，都会导致目眩。另外肝禀后天之气，开窍于目，《素问·至真要大论篇》云："诸风掉眩，皆属于肝。""掉"是摇摆旋转的意思，多由于肝风内动；"眩"是视物不清的意思，多由于肝血不足。

　　《金匮要略·血痹虚劳病脉证并治》第八条："夫失精家，少腹弦急，阴头寒，目眩，发落。脉极虚芤迟，为清谷、亡血、失精。脉得诸芤动微紧，男子失精，女子梦交，桂枝龙骨牡蛎汤主之。"精辟地描述了遗精、带下、手淫、性交过度的男女出现的症状：阳气衰微，阴寒内盛，导致阴茎、阴蒂顶端发凉，小肚子紧张拘急疼痛；由于精气精血不足导致眼睛看不清东西，大把脱发；脉象极其虚空迟缓，多半是由于过度腹泻、失血、小产的缘故；如果脉象空虚，有不规律的间歇停跳，而且拘紧的话，多半是由于在梦中交媾，流失精血所致，对应治疗的方剂桂枝龙骨牡蛎汤经过数千年的临床实践，被证明是切实有效的。

由于汉语同音字很多，比如"旋"的发音与"眩"相近，很多人在说"眩"的时候，心里的意思就是"旋转"的"旋"。还有一个字是"炫"，是耀眼、灿烂的意思，与"眩"的意思正好相反，但是目前很多人在混用或乱用这两个字。比如，有一种防止炫目的强光给驾车司机造成不便的后视镜，很多厂商经销商都自称是防眩目后视镜，一个是眼前发黑，一个是眼前发亮，如此混用，贻笑大方。

由于复合词经常一起使用，近义词渐渐就变成了同义词，混淆了视听。比如"眩"与"晕"经常同时出现，导致人们忘记了"眩"的本义，并逐步曲解歪曲，把眩当成了晕。当然眩与晕有一定的内在联系，《灵枢·大惑论》曰："故邪中于项，因逢其身之虚……入于脑则脑转，脑转则引目系急，目系急则目眩以转矣。"说的是邪气先入脑，导致头晕，头晕带动眼球后面的神经血管紧张拘挛，病人先会出现视物不清，接着就不能睁眼，一睁眼就旋转起来。

《灵枢·海论》认为："髓海不足，则脑转耳鸣，胫酸眩冒，目无所见。"意思是说，脑髓空虚不足——类似于今天所说的脑萎缩，经常会觉得头晕耳鸣，小腿发酸，眼前发黑，就像被蒙蔽住了一样，什么也看不见。这里很明显是把"眩"和"转"分开的，"冒"的意思是遮盖、蒙蔽，描述眼前发黑的程度。《金匮要略·痰饮咳嗽病脉证并治》第二十五条云："心下有支饮，其人苦冒眩，泽泻汤主之。""冒眩"说的也是眼前发黑，如同被遮盖的感觉，类似于目前很多糖尿病患者的眼底病的症状。

《伤寒论》第八十二条曰："太阳病发汗，汗出不解，其人仍发热，心下悸，头眩，身瞤动，振振欲擗地者，真武汤主之。"说的是在太阳病阶段，本身有发热恶寒的症状，用发汗解表的药发汗以后，症状还是没有缓解，病人仍发热，自觉心下悸动，头晕目眩，肌肉抽动，走路头重脚轻，踉踉跄跄，总是要跌倒，这样的情况应该用真武汤治疗。

《伤寒论》第六十七条曰："伤寒，若吐若下后，心下逆满，气上冲胸，起则头眩，脉沉紧，发汗则动经，身为振振摇者，茯苓桂枝白术甘草汤主之。"说的是吐下以后伤了正气精血，导致心口窝堵闷，病人感觉有逆气上冲，站起来的时候脑子发空，眼前发黑，脉象是沉紧的。这样的情况如果再发汗，就会导致病人不由自主地震颤摇摆，应该用温化水饮的苓桂术甘汤治疗。头眩，应该是包括了眼前发黑、头脑旋转两种症状。

《外台秘要方》说："假令瘦人，脐下有悸者，吐涎沫而癫眩，水也，五苓散主之。"翻译过来就是，病人很瘦，自觉肚脐下面主动脉跳动，嘴里不断吐出黏液，神情沮丧，闷闷不乐，两眼发黑，视物不清。这是水毒在作怪，应该用五苓散温阳利水。后世很多医家把这里的"癫"当成了痫，加上病人有吐涎沫的症状，就把它解释成了癫痫发作。把"眩"解释为头晕，也是不恰当的，还是眼前发黑比较符合实际。同样，《伤寒论》第二六三条说："少阳之为病，口苦，咽干，目眩也。"其中的"目眩"也是视物不清的意思，与头晕无关。

"晕"的本义是太阳、月亮周围的光环，后来泛指环绕运动、波动。作为自我感觉的症状而言，就是起伏不定、旋转，古人形容为如坐舟车之上，西医认为与小脑共济失调以及内耳迷路水肿有关。中医认为晕是心神不定的一种表现，以实症居多，需去除扰心之邪，多是痰涎、水饮。

驱除痰涎、水饮的方法，最简单的就是用呕吐法。其实人在晕的时候，不由自主地就会呕吐，这是天然的本能。胃中痰涎吐干净了，晕的感觉也就消失了。另外就是提前消化，上车船之前服用浓姜汤，或者在肚脐上敷贴生姜，按压内关穴，都是预防和治疗晕车的好方法。

在临床上，我们一定要仔细询问、辨别患者的主述，确认其病症。因为很多人会把眩与晕混同，有的人会把晕与昏混同。晕是旋转，昏是意识不清，而眩是视物不清。

更为重要的是落实到临床辨证治疗上，三者病机不同，病位有差异，而相应的治疗也完全不同，所以值得我们去较真、辨析。

软的肌。

脂。

"渴",表示主观愿望,是喝水的感觉。

饥饿

膏肓 "膏肓就是骨髓。

"饥",是吃食不足,不够的意思。

"饿",字从我,描述的是一种主观感觉,也就是想进食的欲望。

皮肤

"皮",是表皮,"肤",是皮下覆盖的组织,即介于皮肉之间的组织,"膏"的质地相对坚硬,位置较深。

"脂",的质地柔软,在皮下相对较浅。

消化

"消",表示的是量变,同一种物质的量减。

"化",的意思就是转化,新的物质的化生。

惊悸

怔忡

意志

"惊",是指人的心神受到突然刺激,惊扰以后出现的张皇失措的状态。

"悸",是能感觉到自己快速的心跳的意思。

"怔",是停顿的意思。"忡",两字连用,是心跳忽快忽慢,严重时能感觉到自己的……

"意",和"志",都是"忆"的结果。"忆",就是思考,忆的结果是"意",也就是考虑自己的事。

"志",被保存的记忆是"志"。

第四辑 从睑炙谈起

忧愁

宁静

疑惑

"忧",是担心,恐惧将来要发生的事。

"愁",是遭受别人侵犯,伤害以后出现的想报复、反击的心理情绪。

"宁",是相对静止,不变不动的意思。"静",从青从争,组合起来表述了一种安居、足食、子归、心安的状态。

"疑",是不信,确切地说是相信其相反的那一面。"惑",是一种不确定的心……

魂魄 "魂",控制有形的身体,影响人的知觉、情感等。

"魄",是百思,也就是考虑自己的事。

思想 "思",是自思。"想",是相思。

安定 "安",是……

性命

精神

干渴

脂肪

肌肉

腠理

疾病

创伤

"疾",从矢,指人中箭,本义是急性病。

"病",是加重的疾,或者是合并的疾,即病是急性转为慢性的疾病,或者是病入深部的……

"创",指金属利刃导致的损害,程度深达肌肉。"伤",在表皮,一般可以不用治疗。

哮喘

咳嗽

痛疽

疮疡

疼痛

癫狂

"哮",是由于呼气受阻,产生的高频、尖锐的声音。

"喘",是吸气节奏加快。

"咳",是气上逆,"嗽",属于……

"痛",是皮下,肌肉组织间气血,脓液汇聚,形成的……

"疮",伤在皮肤,出现感染后,伤口比较浅,感……

"疼",是急性发作的,持续时间短的,"痛",是慢性的,长久持续的,深入的……

"癫",指病入头脑,行为癫狂症,阳气亢进和阳……

烦躁

愧疚

怨恨

焦虑

"烦",是发热,头疼的意思。"躁",是手足……

"愧",是自己有愧,"疚",是有负……

"怨",是在所愿不……

症痕

肥胖

"症",指邪气刚刚开始出现时……

"胖",半体肉也,本义是古代祭祀时奉献的半扇肉,后引申为宽大……

脍　炙

有个成语叫"脍炙人口"，大家都知道是形容好吃的东西招人喜欢，也用来形容文章、词句优美，朗朗上口，被人传诵等。但是，具体说到"脍炙"的意思，很多人就不清楚了，查查成语词典，专家们解释说，脍是切细的肉，炙是烤肉。

《说文》言："脍，细切肉也。"我估计许慎先生是受了孔夫子的影响，因为孔子也曾说过："食不厌精，脍不厌细。"孔子的意思是脍切得越细越好吃，不是说脍就是切细的肉。否则照这个逻辑的话，那食不厌精，意思就是所有的粮食都是精米了？再者说了，切细的烤肉叫不叫脍呢？天下文章一大抄，不动脑子重复圣贤真意也倒罢了，抄这些望文生义、歪批三国的论述真是贻害无穷。

脍，就是生肉，包括生鱼片，有时也写作"鲙"。《汉书·东方朔传》曰："生肉为脍。"有的肉比较鲜嫩，蒸煮烹饪以后就丧失了原味，比较适合生吃，特别是鲜鱼。生吃的肉，属于典型的好吃难消化，所以切得越细越好。

中国早在周朝就已有吃生鱼片（鱼脍）的记载，最早可追溯至周宣王五年（前823）。出土青铜器兮甲盘的铭文记载，当年周师于彭衙（今陕西白水县之内）迎击猃狁，凯旋，大将尹吉甫私宴张仲及其他友人，主菜是烧甲鱼加生鲤鱼片。《诗经·小雅·六月》记载了这件事："饮御诸友，炰鳖脍鲤。""脍鲤"就是生鲤鱼片。《旧唐书·李纲传》中的"飞刀鲙鲤"，描绘的就是厨子好手段，切制生鲤鱼片的样子。

脍所用之鱼，早时用鲤，"切葱若薤，实诸醢以柔之"。醢是醋。《论语》中又有对脍等食品"不得其酱不食"的记述。

宋朝范仲淹写过《江上渔者》："江上往来人，但爱鲈鱼美。君看一叶舟，出没风波里。"人们爱鲈鱼的原因，就是因为用鲈鱼做的生鱼片好吃。《太平广记》引《大业拾遗记》："作鲈鱼鲙，须八九月霜下之时。收鲈鱼三尺以下者，作干鲙。浸渍讫，布裹沥水令尽，散置盘内，取香柔花叶，相间细切，和鲙拨令调匀。霜后鲈鱼，肉白如雪，不腥。所谓金虀玉鲙，东南之佳味也。紫花碧叶，间以素鲙，亦鲜洁可观。"据考，金虀玉脍一名，乃隋炀帝所赐。

鲈鱼脍有个非常有名的典故。晋朝张翰，字季鹰，苏州人，"有清才，善属文，而纵任不拘，时人号为江东步兵"。他在洛阳做官，"见秋风起，乃思吴中菰菜、莼羹、鲈鱼脍，曰：'人生贵得适志，何能羁宦数千里以要名爵乎？'遂命驾而归"。为了一口美食，干脆不要功名利禄，跑回老家去了。后世辛弃疾赋词曰："休说鲈鱼堪脍，尽西风、季鹰归未？"流露出羡慕前辈，想辞官不做的心态。苏东坡写《乌夜啼》赞曰："更有鲈鱼堪切脍，儿辈莫教知。"说的是厨子技艺高超，密不外传。

好个"儿辈莫教知"，闹得中华古老的饮食文明渐渐失传，吃生鱼片竟然成了日本人的发明。

其实，目前吃生鱼片的方法，是日本留学生从唐朝学去的。为什么这么说呢？因为中国饮食传统，为了帮助平衡、消化寒凉、生冷的生鱼片，就是用辛温芳香的中药佐餐的。按照《礼记》的规矩，"脍，春用葱，秋用芥"。西晋巨富石崇食脍，用一种调料叫"韭萍齑"。另一巨富王恺买通了石崇的下人，才打听到那是用韭菜根杂以鲜麦苗，捣烂而成。北魏贾思勰所著《齐民要术》，详细地介绍了齑的做法，"八和齑"是用蒜、姜、橘、白梅、熟粟黄、粳米饭、盐、酱八种材料制成的。

现在，大家吃生鱼片的时候都知道要蘸着芥末吃，就是唐朝的吃法。芥末辛辣芳香，走窜开窍，在外能让人涕泪交流，在内能温暖肠胃，发动气机，以便消化生冷。李时珍《本草纲目》记载："（芥）结荚一二寸，子大如苏子，而色紫味辛，研末泡过为芥酱，以侑肉食，辛香可爱。"

除了芥末以外，在生鱼片盘的四角通常会放一小堆红色的姜片，这是用糖醋腌制过的生姜，类似于我们吃的糖蒜。糖生姜功效类似于芥末，但是比较温和，可以温胃散寒，止痛止呕。

另外，在每个生鱼片的下面，都有一片绿色的叶子，那是中药紫苏的叶子，应该用它卷着生鱼片一起吃。千万不要把它当成可有可无的装饰点缀。我见过有的低档日本料理店或者自助店把紫苏叶换成了菠菜叶或者塑料片。紫苏是辛温芳香的，善于解鱼蟹的毒，很多人吃海鲜出现腹痛、腹泻、呕吐、瘙痒等症状，服用紫苏就能缓解。著名的中成药藿香正气水的主要成分之一就是紫苏。就紫苏叶吃生鱼片，可以说是防患于未然。

最后，在生鱼片的盘底，都铺着白色的萝卜丝，日本人管白萝卜叫大根，清脆辛辣，能消食化积。吃完生鱼片嚼嚼萝卜丝，算是收尾。一顿生鱼片有这四味中药相佐，才算是中正平和。现在中药方剂中有个治疗寒痰、水饮不化、咳嗽哮喘的方子，叫作三子养亲汤，用的是白芥子、紫苏子、莱菔子，即芥菜、紫苏、白萝卜的种子。由此观之，真是药食同源，一脉相承。

日本人擅长学习，尊重传统。若是问起饮食的奥妙，他们都不知道为什么，但是他们原样保留了中国古代的饮食文明。我知道为什么，但是，我得去日本才能找到我们失去的传统。

即便如此，如果贪图口腹之欲，吃多了，或者吃了不洁净的生鱼片，就会闹出寄生虫病。《三国志》记载："广陵太守陈登得病，胸中烦懑，面赤不食。(华)佗脉之曰：'府君胃中有虫数升，欲成内疽，食腥物所为也。'即作汤二升，先服一升，斯须尽服之。食顷，吐出三升许虫，赤头皆动，半身是生鱼脍也，所苦便愈。"日前，北京闹出了福寿螺案，吃得人们脑子里面长出了虫子，真是骇人听闻。江河近海的水质恶化，导致水产品不是重金属超标，就是寄生虫感染，如此形势，还是不吃脍为好，哪怕它切得再细。

肉质细嫩的鱼可以生吃，畜肉三牲猪牛羊肉就必须做熟了吃。鸿门宴上樊哙把生猪肘子在盾牌上切了生吃，显得极其生猛，赢得项羽的喜欢，一般人的脾胃恐怕难以消化这个。把肉用火烤熟了吃，由来已久，简便易行。炙就是其中的一个方法。

"炙"是会意字，从肉从火，小篆字形象，肉在火上烤。成语"炙手可热"就是形容火焰辐射和热气上炎的状态。炙也就是把生肉烤熟了，趁热吃。至于烤到几分熟，那还是看个人喜好。趁热吃的话，味道鲜美，油脂也不会凝固，也好消化，否则就"残杯与冷炙，到处潜悲辛"了。

炙的功效还在于能把肉里面的油脂榨出，减少油脂的摄入。其次，炙烤的时候加入的香料比如小茴香、辣椒，有助于消化。说吃烤鸭最好吃的就是鸭皮，焦黄酥脆，好消化才有营养。广州人干脆就吃片皮鸭，鸭肉骨架都不要，只吃鸭皮。

古人炙肉用木薪炊火，讲究慢工细活，这样烤肉油出、味入、皮焦、里嫩。现代人心急浮躁，用的是电火、煤火、微波，不是半生不熟，就是烤得焦黑糊烂，味道苦涩难吃不说，还容易诱发疾病，哪里谈得上脍炙人口呢？

膏　粱

俗话说："贫贱之交不能忘，糟糠之妻不下堂。"正如用糟糠泛指贫贱生活一样，膏粱则是富贵的代名词。比如《红楼梦》第四回："所以这李纨虽青春丧偶，且居于膏粱锦绣之中，竟如槁木死灰一般。"膏粱指吃食精美肥醇，锦绣形容穿着华丽考究，泛指奢侈富贵。

"膏"是指白色的固体和半固体的动物油脂、肥肉。牛奶也属于膏的一种，纯牛奶放置沉淀一会儿，上面就会浮现一层黄油，牛奶煮开了，上面也会有一层黄油皮。改革开放之前，买什么东西都得凭票供应，普通人家几乎见不到荤腥和油水。所以，买肉的时候，大家都要求卖肉的师傅割点儿肥的，回去炼点油出来，好让清汤寡水的饭菜里面见点油花。那时候点心渣都是好东西。

20 世纪 80 年代中期，我上大学的时候，食堂饭菜质量低劣，自己也舍不得买肉菜吃，放假回家的时候，馋得我恨不得喝油。大学同学里面有几位是从西北内蒙来的，从小没断过肉吃，他们的身体素质明显就比一般同学好。我们谨遵《素问》教诲"虚邪贼风，避之有时"，仍免不了头疼脑热，可是一位青海的哥们，躺在北戴河的沙滩上被海水泡着睡了半夜，愣是没事，更不用说熬夜的能力和性能力了。我时常对他说，按照中医理论你早就死了，你居然还活蹦乱跳，这就是童年营养造成的差异。

饭菜里面没有油水的日子实在是难过，同时也导致了消化油脂的功能下降，用进废退嘛，以至于现在人们饮食改善，油脂摄入相对充足以后，消化功能难以适应，造成了脂肪堆积。

"粱"指精米、细粮。小时候我在我母亲的故乡山西阳高县下深井公社上深井大队生活过，那是70年代，村里一般的人家吃的是红色高粱米面做的糕，比较穷苦的人家就是糠菜半年粮了。人们喝的小米粥也是掺着糠，同时煮着山药蛋。富裕人家吃的是用带壳黄米磨的面蒸的糕，当地人叫黍黍糕。逢年过节的时候，人们才能吃上一顿纯粹用黄米面做的糕。成语"一枕梦黄粱"，说的就是这种精制的黄米面糕。

细粮品种本身的粗纤维含量低，淀粉、蛋白质含量较高。经过精加工以后，脱去了皮壳、糠麸，磨细过筛，进一步去粗取精，剩下的就更加甘甜、黏腻，口感、色泽都好，不至于粗粝难以下咽。孔子说过"食不厌精"，说的就是精米精面，所以有人就讥讽他"四体不勤，五谷不分"，挤兑他没见过粗糙的没脱壳的粮食。

现在人们生活水平提高了，以前过年才能吃上的饭现在天天可以吃了。人们开始挑肥拣瘦，不买肥肉了。吃饭动辄七大盘八大碗，鸡鸭鱼肉，为了刺激人们的食欲味觉，大量地使用辛香、麻辣、鲜咸的调料，比如味精、辣椒、花椒甚至罂粟壳，达到了膏粱厚味的水平。水煮鱼、香辣蟹、麻辣小龙虾算是集大成的几道菜。

人们吃精米、白面还不够，黄糕再包上馅，用油炸了吃油糕。吃馒头、面包唯恐不白、不筋道，闹得商贩们除了给小麦一层层剥皮以外，还添加漂白增白剂，蒸出的馒头还要用硫磺熏白，真是食不厌精到了极致。

正所谓物极必反，泰极否来。结果呢？富贵病来了。膏粱之变，足生大疔。膏粱厚味吃多了，脸上长痘痘，口舌生溃疡，身上长疔疮，咽喉动辄脓肿，前列腺肥大增生，小便淋漓涩痛，包括糖尿病常见的并发症痈疽，以及高血脂、高血糖、脂肪肝等，其实都是精美饮食惹的祸。再加上热性作料的刺激，从而导致心经毒火。《素问·至真要大论篇》早就指出："诸痛痒疮，皆属于心。"

出现这个社会问题的原因，首先在于盲目和西方人攀比，不顾人种、饮食习惯的差异，过于剧烈地改变饮食结构，只顾摄入营养，不顾消化能力。其次就是在广告的误导下，崇洋媚外的中国人放弃喝开水、热茶，开始喝冷饮、冰镇啤酒，更加削弱了消化功能。另外，就是忽视了饮食的均衡、搭配。蒙古人祖祖辈辈吃肉喝酒，也没有什么蔬菜水果，但是离不开砖茶清热解毒，消食化积。我们改变了传统的饮食结构，但是喝的还是传统的绿茶、花茶、乌龙，除了提神利尿，根本解决不了饮食积滞的问题。归结为一点，就是为了满足口腹之欲，最终伤身损命。

天地造化，奥妙无穷。任何生物，其实都是对立统一，相反相成的整体。也就是说，单取其一部分，它有偏性，采取它的全部，就会有相反的偏性存在，整体就会平衡。荔枝性热，吃多了会让人发热，甚至口鼻出血。这时候最有效的办法就是用荔枝壳煮水喝，热毒即平。再比如梨性寒，体质虚寒的人吃了会腹痛泄泻，其实在吃梨的时候只要连中间的梨核嚼着吃了，就不会有问题。比如山茱萸的果肉是酸敛的，山茱萸的核就是辛散的，所以老中医开方子想用山茱萸敛气生津，处方就写山萸肉，把核去掉。比如核桃仁是补肾补脑的，可是核桃里面的分心木是化痰息风镇惊的，包裹核桃的薄皮是苦涩的，与核桃补益的功能相反，老年人吃就应该剥去。

糠是五谷的皮壳，作用正好跟胚乳、胚芽的性质相反相成，如果我们能一起食用，就不会出现积痰生火的病症。古代道家养生，吃的是全麦饭，就不会剥去影响美观的黄皮。另外糙米是活的，有生命力的。糙米浸在水中，给予适当的温度、空气，数日后就会发芽。而将精米浸入水中，只会腐烂。

所以说膏粱之家，应该吃糠咽菜，把剩下的肥肉精米送给那些整天吃糠咽菜的穷苦人家。这样，所有人的身体也就好了，天下也就和谐平衡了。城市里逐渐觉醒的人们开始摈弃大鱼大肉，有的开始吃素，有的开始吃粗粮，有的开始吃野菜，其实这就是自然的回归。

糟　糠

话说当年刘秀起兵讨王莽，兵败，被一路追杀，日夜奔逃。麾下大将宋弘不幸负伤，成了累赘。当逃到饶阳境内时，刘秀只好将宋弘托付给郑庄一户姓郑的人家。姓郑的这户人家很同情刘秀，待宋弘亲如家人，端茶送水，好吃好喝，很是周到。特别是郑家女儿，长得虽不漂亮，但为人正派，聪明大方，待宋弘像亲兄弟，煎汤熬药，问寒问暖，关怀备至，宋弘非常感动。日子一长，两人建立了深厚的感情。宋弘伤好后，两人便结为夫妻。

到了刘秀坐了天下以后，赶上刘秀的姐姐湖阳公主新寡，刘秀就跟姐姐一块儿聊天，议论群臣，细察其意。公主曰："宋弘威容德器，群臣莫及。"刘秀就想为之撮合。于是召见宋弘，让公主坐于屏风后面偷听。刘秀试探着问宋弘曰："俗话说人尊贵后应换友，富有后应换妻，是人之常情吧？"宋弘答曰："臣闻贫贱之知不可忘，糟糠之妻不下堂。"刘秀只好回头对着屏风说："事办不成了。"

糟糠、荆钗、布裙都是同甘共苦的妻子的代名词。粤剧《陈世美不认妻》中，秦香莲劝陈世美时有一句唱词："糟糠之妻不下堂，劝郎休把皇法讲，听我香莲重话回家常。"

糟是陈年的粮食。粮食存放久了，里面的淀粉、蛋白质逐渐氧化脱水，营养价值就小了，口感也差了。我工作过的东直门医院位于东直门内海运仓，附近还有禄米仓、南新仓等胡同，都是明清时期贮藏南方漕粮的地方，后来拆迁的时候还挖出来不少炭化的粮食。历朝历代，家家户户都要积谷防饥。为了粮食储存的时间长久一些，古代贮藏稻米大多带壳。但是无论怎样，富裕人家有能力年年吃新米，贫苦人家只好吃糠咽菜，能吃上粮食就算幸运，哪顾得上陈不陈、糟不糟呢？

陈年谷米，中医称为陈仓米。《本草述》："五谷为养，而更取其陈者，谓其气味俱尽，还归于淡。淡乃五味之主，可以养胃气，且淡能渗湿，即化热滞，是又可以裕脾阴……又吐利后大渴不止，独以陈仓米汤疗之。"意思是说，陈仓米的热性、能量不足，反倒适合那些脾胃极度虚弱的人服食，特别是大吐、大下、大汗以后，脱水伤阴的人，用陈仓米煎汤慢慢治疗，效果最好。

粮食被鼠咬虫蛀，特别是被微生物腐蚀以后出现霉变腐烂，就变糟了。我们常说的糟糕、糟心、糟蹋、糟践、糟朽等，都源于此。古人善于变害为利，根据微生物的习性，让粮食发酵，酿造出我们需要的酒、醋、酱，这些经过发酵的粮食也被称为糟。南方的美食醪糟就是把糯米煮熟，放入酒曲，保温发酵以后做成的，吃起来醇香甘甜，再煮上几个汤圆在里面，更是黏滑爽利。酒糟经过反复发酵、过滤、榨取以后，就变成了渣滓，就是我们常说的粕。人们常说的取其精华，弃其糟粕，就源于此。

我小时候在母亲的老家山西阳高生活过，亲眼看到当地人们把土豆磨碎、澄浆、滤出淀粉，再经过干燥，就成雪白粉面，剩下的渣滓也就是糟粕，现在都用来喂猪了，当时是 70 年代，穷苦人家还蒸食这个。我也尝过，那是磨碎的土豆皮、粗纤维、少许淀粉的混合物，苦涩粗粝，实在是难以下咽。

常用的中药神曲是面粉加上药物发酵以后烘干制成的，经常和山楂、麦芽一起配伍使用，治疗饮食积滞。人们常吃的酱豆腐、臭豆腐也有类似作用。厨子们都知道想解肥肉油腻，就用腐乳来炖。化腐朽为神奇，变糟粕为药饵，中医的智慧令人叹为观止。

糠是粮食剥下的外壳或者表皮。富裕人家食不厌精，吃的是精米精面，就像吃大白菜，非要剥到白菜心一样，把五谷剥了又剥，唯恐不白不精。贫苦人家粮食不够吃，就连壳带米一同磨面吃。有的是把剥下的谷壳也就是糠磨碎了留着，等青黄不接的时候再掺到米面里面。

其实无论膏粱还是糟糠，都是饮食偏颇，时间长了，就会以食物的偏性影响人体的平衡，导致疾病。比如说，吃不上荤腥肉食的穷人容易得一种怪病，病人在白天视力挺正常，到了晚上，就像麻雀一样什么也见不到了。人们把这种病叫作"雀盲眼"（学名叫夜盲症）。中医根据肝开窍于目的理论，采取以肝补肝的方法，用动物的肝脏来治夜盲症，效果很好。现代医学已经证明，夜盲症是因为身体缺乏维生素 A 引起的，动物肝脏里含有很多这种维生素，所以能治这种病。

唐代伟大的医药学家孙思邈发现，富裕的人常常得脚气病，病人身体浮肿，肌肉萎缩疼痛，腿脚痿软无力，他认为原因就在于饮食，他就用米糠和麦麸来治脚气病。我在《膏粱》一文中说了，食物本身是相反相成的整体，皮壳的功效与瓤肉的功能相反，一起食用，自然平和；分而食之，偏性自现。

现代医学研究证明，脚气病原因在于人体缺乏维生素 B_1。谷类食物是我国大多数地区居民膳食维生素 B_1 的主要来源，而引起维生素 B_1 缺乏病的主要原因，就是长期食用研磨过分精细的精米精面。精米精面在加工时去掉了大量的米皮米胚，而维生素 B_1 恰恰在这些部分含量最多，摄入自然不足。此外，维生素 B_1 极容易被高温破坏，油炸、烹煎都会加重维生素 B_1 的流失。

除此之外，孙思邈还用糠治疗噎膈——类似于今天的食道癌。清代著名医家程国彭继承了这个经验，在著名方剂启膈散中使用杵头糠。《本经逢原》记录："舂杵头糠，能治噎膈……消磨胃之陈积也。然惟暴噎为宜。"其他医家也广泛使用糠治疗疾病，名称虽有不同，比如舂杵头细糠（《别录》）、谷白皮（《千金翼方》）、细糠（《圣惠方》）、杵头糠（《圣济总录》）、米秕（汪颖《食物本草》）、米糠（《验方新编》），但是用途不外消食化积、清热利湿。

如此看来，天生万物，本无精华糟粕之分，如何取舍，就看人的智慧了。

毒　药

天生万物，各具其性。人得天地之全气，为万物之灵。用人的标准衡量的话，那草木鱼虫生灵得天地之偏气，为人所用，以纠正人体的偏差。

"毒"的本义是偏，特指药物的本性、特性、偏性，与"药"是同义词。《礼记·缁衣》云："唯君子能好其正，小人毒其正。""毒"指偏离正道。《周礼·天官·医师》说："医师掌医之政令，聚毒药，以共医事。"就是说医生必须掌握有偏性的药物。《淮南子·主术训》曰："天下之物，莫凶于鸡毒，然而良医橐而藏之，有所用也。"鸡头就是乌头、附子，是中药中有毒的药物，常人服用会出现抽搐、昏迷症状，但是可以用来抢救心衰的病人，治疗阴寒内盛、关节疼痛的病人。

《淮南子·脩务训》载："神农乃始教民……尝百草之滋味，水泉之甘苦，令民知所辟就，当此之时，一日而遇七十毒。"这里的"毒"就是指植物的偏性。无毒者性味平和，可作为食物，长期食用；有小毒者，可以作为药物，短期使用，不能久服；大毒者用于急重、危难病情的抢救，用大毒纠大偏，临时使用，中病即止。《神农本草经》把中药分为三类：上品无毒，用于养生保健；中品小毒，用于调理康复；下品中毒或大毒，用于攻邪排毒。

"是药就有三分毒，行车走马三分险。"这是普通老百姓都知道的常识。如果药物没有毒性，也就无法纠正人体的偏性。之所以要学习中医，就是要求人们在中医理论指导下，正确使用中药，化害为利。所以，古人说："为人父母者，不知医为不慈；为人儿女者，不知医为不孝。"以前人们懂药性，有这个常识。而且从古至今，药店里面都有坐堂大夫，问病给药，现场指导买药。

现在坐堂医被取缔了，中成药大多数被标记为OTC，非处方药，谁都可以买，不懂中医也可以随便用。西医大夫也就学了几十个小时的中医课程，就可以开中药，等出了事故，不反思使用者的问题，却把屎盆子全都扣在中医中药上。

毒是药物的本性，速度快是车马的本性，并无利害、好坏之分，关键在于人的掌握和使用，使用得当则有利，使用不当则有害。

不知道车马的危险，去开车、骑马，迟早会死于无知；明知车马凶险，但是不去学习开车、骑马就敢开车、骑马的人，迟早会死于无畏；会开车、骑马的人，如果不守交通规则、漫不经心，迟早会死于无德；出了问题，如果不反思自己，反而去怪怨车马和发明、制造车马的人，那就是无耻了。

很多人认为有毒就是有害，其实不然，有毒的东西，未必有害，甚至有利于人；无毒的东西，未必就无害，关键在于人的使用。糖是无毒的，但是吃多了会导致蛀牙；酒是无毒的，喝多了会得肝硬化；辣椒是无毒的，吃多了会损伤黏膜，导致溃疡、出血；河豚有毒，但是，人们掌握了制作、烹饪的技巧、方法，就能把河豚做成天下第一的美味；蛇毒可以置人于死地，也可以做成药物，治病救人。中国人的智慧就在于，精确认识、把握药物的毒性，避其害，用其利。

中医提倡行王道，不用霸道，就是尽量用平和、柔缓、无毒的药物去治疗疾病。《素问·五常政大论篇》云："大毒治病，十去其六；常毒治病，十去其七；小毒治病，十去其八；无毒治病，十去其九。谷肉果菜，食养尽之，无使过之，伤其正也。"

对于身体已经阴阳失衡，出现偏差的患者，就可以大胆运用药物的偏性也就是毒性去纠正身体的偏差，这就是所谓的以毒攻毒。被蛇咬伤中毒的病人，中医用蜈蚣研末吞服来治疗；被疯狗咬伤的病人，中医取狗脑涂抹伤口治疗。《周礼·天官·疡医》载："凡疗疡，以五毒攻之。"注曰："今医方有五毒之药，作之合黄堥，置石胆、丹砂、雄黄、礜石、慈石其中，烧之三日三夜……以注创，恶肉破骨则尽出。"

砒霜是公认的剧毒药物，但是可以用来治疗急性白血病，与化疗相比，砒霜的效果在试验中占优势。现在如果利用这种新的疗法，大多数病人可能无须进行骨髓移植。中医在数千年前就使用砒霜治疗类似白血病的疾病，现代人在发现砒霜的中药活性成分后，于20世纪80年代第一次尝试使用砒霜来治疗白血病。砒霜能够导致癌细胞的变化，从而诱导细胞凋亡的发生。

另外，我们常说药物的毒副作用，其实有毒和有副作用是两回事。

药物在使用不当的情况下，给病人带来伤害，不是药物的问题，是医生或使用者的问题。药物在正确使用的情况下，仍然不可避免地给人带来伤害，那就是药物的副作用。副作用的产生是因为药性过于猛烈，有副作用的药一般都属于虎狼药，归于大毒的范畴。

中医在消除、制约药物毒性、副作用方面积累了丰富的经验，创造了神奇的中药炮制理论。其实说来也简单，平常人们吃蒜，会产生烧心、目涩、口臭的副作用，如果把蒜用醋腌制，不仅不影响蒜的温胃散寒止泻的正作用，同时也避免了其副作用。其他的例子不胜枚举。比如用生姜制约半夏的毒性，用盐卤制约附子的毒性，用醋炒或鳖血拌柴胡，可以避免柴胡的升散、动血。《红楼梦》第八十三回中王太医为林黛玉治疗吐衄血，处方中用了柴胡。"贾琏拿来看时，问道：血势上冲，柴胡使得么？王大夫笑道：二爷但知柴胡是升提之品，为吐衄所忌，岂知用鳖血拌炒，非柴胡不足宣少阳甲胆之气。以鳖血制之，使其不致升提，且能培养肝阴，制遏邪火。所以《内经》说：通因通用，塞因塞用。柴胡用鳖血拌炒，正是'假周勃以安刘'的法子。贾琏点头道：原来是这么着，这就是了。"

中医以恢复人体的自愈能力为目的，食疗为首选，药食同源的为次。尽量避免使用毒性大，副作用明显的药物。迫不得已使用时，也要求中病即止。中医治疗急性重病，一般使用单味药物，充分发挥其偏性，迅速纠正人体的偏性。而治疗慢性杂病时，中医一般使用复方药物调理。中药方剂配伍讲究君臣佐使，其实就是互相制约，消除毒性，避免副作用产生。比如，在桂枝汤和四物汤中用白芍制约桂枝或当归的辛散，外国人不知道其中奥妙，只顾提取有效成分，结果制造了纯粹的当归丸来治疗妇科疾病，结果导致很多病人服用以后口鼻出血，月经淋漓不断，大把脱发。还有的人不理解中医中病即止的用药观念，用麻黄汤发汗，为病人减肥，结果导致病人虚脱，肾功能衰竭。凡此种种，都是人祸，不能归咎于中药本身。不懂中医而使用中药，是人祸，不是药祸。

性　　味

神农氏尝百草，先分有毒无毒，再分寒热温凉，为药物食物定性；继之，鼻嗅腥臊香膻臭五气，口辨酸苦甘辛咸五味，为其定味。这是以人为本认识自然的方法，根据人体对药物的感觉、反应，判定药物的性质。就像一束光线穿过三棱镜分成七色一样，化深不可测、纷繁复杂为简单明了，使中药学没有陷于博物学的庞杂，钻牛角尖，跟客观事物较劲，也没有陷入分析成分，提纯单体的怪圈；而是关心团队协作，观察整体反应，以复杂未知的人，对复杂未知的药，得出简单可见的结果，体现了中国人的智慧。

中医重视药的性质，轻视药的作用，因为药性是恒定不变的，而药效则是因人、因时、因地改变的。察其性而知其用，了解掌握了药物性质，就会预测在不同病理条件下的药物作用，同时也避免了为了追求明确药效而去发现、制造剧毒药物。所谓"用药如用兵"，用药和用兵是同一个道理。

就像我们知道了麻黄的性热、味辛的性质以后，碰到外感风寒高烧体痛的病人，可用它发汗解表止痛；遇到内聚阴毒，疮口破溃的病人，可用它通阳活血；碰到风寒束肺，哮鸣咳喘的病人，可用它宣肺平喘；碰到水湿内停水肿的病人，可以用它来提壶揭盖，通利水道。而在诸如出血、自汗、气血上冲、咽喉肿痛的状态下，是绝对不用麻黄的。

遗憾的是，现代中医盲目跟从西医的理论，舍弃传统理论的精华，忽视药性，盲目追求确切药效。中药教材按功效分类，发汗、泻下、利水、活血、止血、涌吐等，去性存用，这样教学，要么就是否定中药疗效，要么就是无毒变成有毒，小毒变成大毒。这么发展中医中药，就是毁灭中医中药。

性就是指药物的寒热性质，或使人热，或使人冷。细分可分为寒、热、温、凉四种，又称四气，因为这是一种无形的能量的变化。

热性的药物或食物有热毒，对于阳气衰微或阴寒内盛的人最合适不过，正常人服用就会感觉燥热，加之火性炎上，吃多了会导致"上火"，出现目赤肿痛、咽喉肿痛、颠顶面部疖肿、口腔舌面溃疡、牙龈鼻腔出血等症状。严重的会导致热扰心神，导致心动过速、兴奋、失眠、狂躁等症状。

魏晋时期流行服用"五石散"，里面都是热性的矿物药，主要成分是钟乳石、紫石英、硫磺、赤石脂、白石英。服用的目的，首先就是通神明，使人兴奋、产生幻觉，并在此条件下产生灵感，写出美文，画出奇图，奏出怪曲；当然也会使人行为怪诞，登高而歌，弃衣而走，近乎发狂，类似于现代人们吸食毒品后的反应。其次是催情激欲，暂时提高人的性能力。服用五石散的副作用也是显而易见的，晋代著名的历史学家皇甫谧自述服用五石散的感受："又服寒食药，违错节度，辛苦荼毒，于今七年。隆冬裸袒食冰，当暑烦闷。"他描述服食后的症状说："或暴发不常，夭害年命，是以族弟长互，舌缩入喉；东海王良夫，痈疮陷背；陇西辛长绪，脊肉烂溃；蜀郡赵公烈，中表六散，悉寒食散之所为也。"

热性的食物有鸡肉、羊肉、狗肉、辣椒、花椒、芥末、白酒等，药物有川乌、附子、细辛、麻黄、人参、当归、大小茴香、吴茱萸、硫磺。

寒性的药物，本身具有寒毒，用来平衡热毒，正常人吃了，难免损伤正气。很多抗菌素多属于这一类型，退热抗感染效果明显，但是对肾功能、肠道正常菌群的伤害也显而易见。比如四环素对牙齿的破坏，链霉素对听神经的损伤，中医认为是寒毒伤害肾阳的结果。中药中苦寒的药物比如龙胆草、黄连、苦参、木通等，极易伤害胃气，导致消化功能减弱，病人出现恶心、呕吐，严重的会导致肾功能衰竭，出现尿毒症。石膏和大黄也是咸寒的药物，用来清解肺和大肠的热毒，使用不当的话，就会导致泄泻不止，呼吸衰竭的症状。现代人崇尚排毒减肥，长期服用大黄、芦荟类的阴寒泻药，其毒副作用会在不久的将来显现出来。

寒性的食物中首先就是冰水、冰棍、冰激凌、冰可乐、冰啤酒。中国人的体质不同于欧美人，盲目照搬人家的饮食习惯的话，非得病不可。

鸡蛋也是阴寒属性，对于阴液不足、失眠低热的病人，古人用生鸡子黄搅入药液服用，滋阴养心。但是对于阳气不足或者是阴寒内盛的人来讲，鸡蛋就无异于毒药。有的人对鸡蛋过敏，吃完了就腹痛腹泻，有的会呕吐。但是有的人吃煮鸡蛋过敏，吃煎鸡蛋就没事。这就说明必须用火热的烹制或加入热性的作料来平衡鸡蛋的阴寒，才有利于人体的吸收。比如中国人习惯用葱花、香椿、韭菜摊煎鸡蛋，外国人也习惯在煎鸡蛋上撒黑胡椒面，都是一样的道理。

味，一是指气味，是人通过嗅觉对食物、药物的基本辨别；一是指滋味，是人通过口舌品尝的感觉，神农尝百草，用的就是这种方法。同判定药性一样，味也是以人为本的主观指标，同样把纷繁复杂的药物、食物变得简单明了。

中药大多数是在有毒无毒之间，有偏性但是不剧烈；有寒热之分，但是不足以影响全身，而能作用于特定的脏腑、器官，使之动或使之静，使之寒或使之热。古人通过细致入微的体验观察，总结出中药学的归经理论，也就是气味不同的药物，会分别作用于不同脏腑、器官。本篇先说说嗅觉的味道。

俗话说："葱辣鼻子蒜辣心，芥末辣得鬼抽筋。"同样是辛辣的食物，对人的器官的影响是不一样的。葱闻起来很香，吃起来不辣。大病初愈的人，往往想吃一碗葱花面，部队的病号饭就是这个。但是切葱的时候，往往会让人涕泪横流，喷嚏连连。中医认为，葱性热，耐寒，故有"冻不死的葱，饿不死的兵"一说。气味辛香，上能通督脉，散寒开窍，下能通任脉，涌出唾液、眼泪、胃液。做饭的时候放葱，除了能唤醒食欲，还可以平衡食物的阴寒属性，也能掩盖肉类腥膻的味道。由于葱过于辛香走窜，所以不宜煎炒时间太长。

中医在治疗抢救危重病人的时候，也用葱白作为药物。《伤寒论》载，治疗少阴病，萎靡不振、昏昏欲睡、脉微细兼有下利的病人，用白通汤，主要药物就是葱白四茎，加上生附子和干姜。葱白的作用，是通督脉，醒神开窍。如果病人"利不止，厥逆无脉，干呕，烦"，也就是虚阳外越，就用白通加猪胆汁汤。普通病人受寒感冒，出现轻微的发热疼痛症状，可以将葱白切碎煎煮，加点红糖热服，以汗出热退为效。

由于阴寒内盛导致腹痛、痛经、四肢厥冷的病人，可以把切碎的葱白炒热，用棉布包裹好，放在肚脐上熨烫，可以反复加热更换，直到鼻尖出汗，腹内鸣响，矢气排便，四肢回暖为宜。这发挥的就是葱白温通任脉的功效。

蒜闻起来气味不大，煎炒以后有蒜香，吃完生蒜的人会有蒜臭味，类同尸臭，令人难以忍受。吃蒜以后会产生烧心、疼痛的感觉，我吃过的应县小石口的蒜和甘肃张掖的蒜，算是其中佼佼者。中医就是掌握了蒜的性味，趋利避害，用蒜来治疗由于阴寒积聚心胃导致的胸闷、胸痛、食积、心下硬痛。《金匮要略·胸痹心痛短气病脉证并治》列举了瓜蒌薤白白酒汤等系列方剂，方中的薤白就是野蒜、山蒜，方中的白酒就是醋。目前在潮州、日本还保留着吃腌薤白的传统，现代医学也证明了其对心脑血管的作用。《本草纲目》载，薤白味辛，气温，性冷而补，"心病宜食之，利产妇，治女人带下赤白"。

蒜吃多了除了烧心以外，还会造成眼睛干涩，损害视力，须发早白。中医找到了既能消除它的毒副作用，又不减弱其强心功能的办法，就是用醋腌蒜。平常百姓吃饺子，就是用蒜蘸着醋吃。每到岁末，家家都要腌制腊八蒜，为的是到了除夕吃饺子用。

我在《脍炙》一文中介绍了芥末，吃芥末的感觉就是直冲牛斗，浑身颤栗。中医认为是通督脉，鼓舞肝胆阳气。所以，中医使用白芥子来治疗阴寒积聚麻痹的病人。比如，治疗阴疽常用的阳和汤，治疗老年人哮鸣痰喘用的三子养亲汤，就有白芥子。而对于本身就有抽搐、颤抖、多动症状的病人，芥末等辛辣的药物就属于禁忌之列。

天下知气味者，莫过于厨子。钱锺书在《写在人生边上》中写道："照我们的意见，完美的人格，'一以贯之'的'吾道'，统治尽善的国家，不仅要和谐得像音乐，也该把烹饪的调和悬为理想。在这一点上，我们不追随孔子，而愿意推崇被人忘掉的伊尹。伊尹是中国第一个哲学家厨师，在他眼里，整个人世间好比是做菜的厨房。《吕氏春秋·本味篇》记伊尹以至味说汤那一大段，把最伟大的统治哲学讲成惹人垂涎的食谱。这个观念渗透了中国古代的政治意识，所以自从《尚书·顾命》起，做宰相总比为'和羹调鼎'。"继神农尝百草之后，对中药方剂理论和实践贡献最大的就是伊尹。这位厨子出身的开国宰相撰写的《汤液经法》，严格按照四气五味、君臣佐使配伍原则设立了经方，迄今还在被我们使用。

《吕氏春秋·本味篇》记载了当年伊尹与汤王由谈烹小鲜而论治

天下的精彩对话。伊尹认为，作为美味的三类动物，水生的动物气味腥，食肉的气味臊，吃草的气味膻。那么，怎样做出佳肴呢？主要依靠水、火、味的调节。以醋消除腥味，以姜去掉膻味，以酒除却臊味。调味的时候要平衡甘淡、酸涩、苦焦、辛辣、咸鲜，它的组合是有主，有助，有反佐牵制，有烘托陪衬。根据鼎中的变化，掌握火候，把握调料搁放的先后次序和量的多寡，才能获得久而不败、熟而不烂、甜而不腻、酸而不涩、咸而不齁、辛而不散、淡而不寡的美味佳肴。从调味开始，谈到各种美食，最终告诉商汤，要吃到这些美食，就要有良马勇士，开拓疆土，成为天子。

气味学说不仅在治疗，而且在日常预防保健方面有广泛应用。比如在端午节，人们把新鲜的艾叶、菖蒲挂在门口，用其芬芳辛香的气味驱邪逐臭。古人做手术的时候，一般在密闭的房间焚烧苍术，用来洁净空气。很多少数民族还保留着佩挂香囊的习惯，疫疬横行的时候，人们除了吃蒜以外，还随身携带大蒜。如此这般，不一而足。

普通人口舌能够分辨的味道有十种，那就是酸涩、焦苦、甘淡、辛辣、咸鲜。人有天生或训练出来的敏锐的味觉，孔子说过："淄、渑之合者，易牙尝而知之。"意思是说，齐国的名厨易牙能辨别出两条不同河流的水。国内外都有品酒师，口尝舌辨，就能说出酒的产地、酿制时间。古代神农氏尝百草，伊尹制汤液，都是建立在这种超人的直觉、感悟上。

既然是主观感觉，味觉就不仅与客观的食物、药物有关系，还与人的身体、情绪、神志有密切的关系。中医讲"舌为心之苗"，心不在焉的时候，无论吃什么山珍海味也是味同嚼蜡。心情喜悦、饥饿急切的时候，粗茶淡饭、糟糠腐朽也会让人甘之如饴，相声《珍珠翡翠白玉汤》说的就是这个道理。时过境迁，朱元璋能让做饭的叫花子做出一模一样的饭菜，但是恢复不了当时的身体状态和心境，也就找不到感觉了。

心神对味道的感觉也有选择性，随着身体、情绪状态的不同而调整。比如平素觉得苦涩难以下咽的砖茶，在饱食咸鲜的肉类和海鲜以后喝，就觉得是甘甜爽口；营养过剩，舌苔厚腻覆盖味蕾的人，就喜欢吃辛辣的食物下饭，碰到甜腻的食品会感觉恶心；而体液不足、舌苔剥脱的人就讨厌辛辣，喜欢吃咸甜的食物。动物能在病痛的时候寻找相应药物，并不是它们懂医学，而是与生俱来的本能，也就是在某种病态下，身体会对某种植物的气味和味道产生特殊的喜爱。

中医发现了五味对心神的不同影响，借此调神，进而调气。中医的五行理论认为舌尖属心，主咸苦；舌两侧属肝，主辛酸；舌根属肾，主甘苦；舌前中属肺，主咸酸；舌后中属脾，主辛甘。现代科学发现舌面上分布有味蕾，感受甜味的味蕾在舌尖比较多，感受酸味的味蕾在舌的两侧后半部分比较多，感受苦味的味蕾集中在舌头根部，感受咸味的味蕾在舌尖和舌头两侧的前半部分。

中医医疗和食疗，就是根据不同身体的状态，通过使用不同味道的药物和食物，结合食物和药物寒热温凉的性质，顺应或抑制心神，借此调整脏腑功能、气血运行，以达到五脏平衡和谐的目的。

辛辣温热的食物和药物，比如大葱、肉桂、小茴香、白酒、鸡肉等，可以温补肝气，推动肝血，促进消化，抑制吸收。对于手足逆冷、阳痿、筋疲、痛经、肥胖、肠胃蠕动迟缓的人最合适。平素喜欢吃甜食的人，应该有意识地增加辛辣。喝牛奶过敏的人，喝了就呕吐、腹痛、腹泻、皮肤瘙痒的人，在牛奶中加入辛温的荜茇、高良姜就能缓解，而对于兴奋、颤抖、多动、注意力不集中、口干舌燥、盗汗、低烧、腹泻、消瘦的人就是禁忌。

酸寒的食物以水果居多，比如梨、苹果、柿子等，大米、薏苡仁等也属于此类。秋天干燥，最适宜吃，可以滋养肺阴，润泽皮肤、毛发。酸寒的食物或药物还能平抑肝气，软化血管，控制高血压。对于嗜酒、嗜辣的人来讲，应该多吃水果。老百姓吃糖蒜、腊八蒜，就是用酸味平衡、抑制辛辣对口腔黏膜、胃肠道黏膜的刺激。但是如果吃得过量，或者是阴寒体质的人吃，就会导致阴寒内敛积聚，皮肤出现黑斑，胃内出现结石。

酸温的食物，比如杏仁、山药、木瓜、米醋、山茱萸、五味子等，经常食用可以止咳生津，生发乌发，也适宜老年人虚喘、大便秘结干燥的。民国名医张锡纯就用一味薯蓣粥，治疗肺津不足的干咳、虚喘、便秘，可谓食疗佳品，食用时最好清洗干净，带皮连须一起吃，效果最好。

甘淡甘甜的饮食最多，首推淡水，没有人能离得开它。古人讲究喝活水，以泉水为最佳，井水河水雨水雪水次之。饮水应当煮沸热饮，喝冰水、碳酸水只能加重身体的阴寒。目下流行晨起即饮数杯白水的所谓"健康疗法"，国人体质以虚寒居多，照此饮法，非中水毒不可。水饮不化，在肠胃驻留，削弱消化功能。甘淡的水少饮能补充体液，多了就利尿伤肾，所以古人在水中加入苦味的茶叶来平衡。

甘寒的食品如西瓜、甘蔗等，药物如白茅根、通草、滑石等，最能清凉利尿，可以解除肾结石、小便不利、淋漓涩痛的症状，而对于糖尿病等小便过多、失禁、尿床、早泄、带下过多的病人就不适合。甜食吃多了自然伤肾，小孩子吃糖多了会蛀牙，成人会导致骨质疏松。

甘甜温性食物以小麦、小米、黍米为代表。馒头多咀嚼一会儿，就会感到甘甜。熬小米粥时浮在上面的黏稠米精最养人，最适宜消化吸收不良、大病初愈的人食用。陈年旧米就没有这层精华了。黍米是黄黏米，生长在干旱寒凉地域，又黏又甜，在胃中黏滞时间长，不容易使人感觉饥饿，所以有"三十里莜面，四十里糕"的说法。消化不良的人本身胃的蠕动慢，排空时间就长，最好少吃。《伤寒论》中桂枝汤方后注释介绍服药禁忌中的"生冷黏滑"，就是指此类食物。

咸味的食物、药物以肉类居多，特别是红肉。血肉有情之品可以补养心气心血，少了咸味，精神体力都会下降。咸味吃多了，可以导致血液黏稠、凝滞，血压升高，也可影响心情、心神，兴奋、激动、失眠、躁狂。北方菜以鲁菜为代表，口重味咸，适合穷苦人偶尔食用，不适合富贵人天天吃。社会进步，饮食水平提高以后，人们应该改变饮食习惯，以清淡新鲜为好，可以学学粤菜风格。咸味最重的莫过于味精、鸡精，饭馆的厨子离不开，很多人吃了会感觉口干舌燥，有的会出现皮肤过敏瘙痒，国外称之为中国餐馆综合征。所以，以后外出吃饭点菜的时候，别忘了嘱咐一句别放味精。

苦寒的食物以绿色蔬菜居多，苦菜、苦瓜、苦丁茶最典型，药物之中苦味占了绝大多数，良药苦口利于病，这大概与平时我们饮食中普遍缺乏苦味有关。蔬菜的苦寒性质，最适合消化肉食。蒙古人食肉，缺乏蔬菜，全靠砖茶来消食化积。蔬菜最好熟食，迷信生吃蔬菜不损失营养的人，其实是以不消化不吸收为代价的。特别是寒性体质的人，最好清炒蔬菜或用蒜蓉、葱姜炒，来平衡寒性。

苦味温热性质的食物首推锅巴、饭焦。老家大同有烤馒头片，是开胃化食的上佳食品，我经常推荐给胃寒、流涎的孩子们吃。苦味可以清泻咸肉积滞。中药经常用到焦三仙，就是把山楂、麦芽、神曲炒焦，用来消化肉食积滞。

归　经

中医精气神理论研究发现，人在丹田炼精化炁（即元气），元气充溢，会沿着与十二正经不同的路径循行，这些路径称之为奇经八脉。

中医藏象理论研究活人的动态生理功能，把它分成十二大系统，即六脏六腑。体内的脏腑之气沿着不同的路径输送至体表，就形成了经脉，即十二正经。这是人出生以后，呼吸清气，饮食水谷以后产生的后天之气的运行规律和途径。经络把人体的表里、脏腑联系到了一起，使医生能由表知里，治表达里。

人体出现疾病的原因，往往是由于某一脏腑、经脉功能亢进、过热或衰弱、过冷，从而导致全身失衡、失和。作为针灸大夫相对容易一些，只要诊断定位定性明确了，选择相关经脉、穴位，寒用灸，热用针，虚用补，实用泻就行了。

而作为大方脉开药的中医大夫就不容易了，就要去研究中药归经理论，研究食物和药物靶器官，也就是药物对特定脏腑或经脉的影响和作用。明确了归经，医生才能在准确辨证诊断的基础上，选择相应的药物，精确制导，迅速准确调整脏腑、经脉的偏差，恢复和平，达到既治愈疾病，又不殃及无辜的目的，避免副作用的发生。

俗话说"同气相求，臭味相投"。食物和药物因性质、气味、剂量、炮制、煎煮的不同，对特定的脏腑、经脉产生的影响和作用，也会产生变化。

性指药物的寒热温凉属性，简单地说，温热走表，影响腑以及循行在人体阳侧的经脉，比如头面、项背、手背、大腿外侧、背侧；寒凉入里，影响脏以及在人体阴面的经脉，比如胸腹、手足掌、腋窝、肘窝、大腿内侧、阴部。

质指药物的质地，矿物药、金石介壳类药物，比如磁石、生铁落、生龙骨、生牡蛎壳等，质地坚硬，主沉降下行，能入里安心神、降心火、敛肝阳。质地轻清的蝉蜕、木蝴蝶、蛇蜕，多能解表散风。

动物类药物，属于血肉有情之品，大多能入心包和心，比如阿胶、鹿角胶、鸡子黄、紫河车等，能补益心气心血。食用动物有以脏养脏之说，比如夜盲症、干眼、经血稀少的人，可以食用羊肝、猪肝。心气心血不足、心悸怔忡的人，可以用菖蒲炖猪心或鸡心。小便失禁、夜尿过多、白带浸淫、阳事不举的人，可以吃腰花、羊肾、羊蛋，甚至可以吃狗鞭、鹿鞭。全蝎、蜈蚣、白花蛇等，能入血搜风、活血化瘀、解毒，而痛风的病人则不能吃这些阴寒的肉食，要去吃辛香苦温的化肉毒植物类食品，比如普洱茶、砖茶、生姜、紫苏等。

植物药中长在地下的根茎类药物，性多沉降入脏。人参、党参、黄芪、甘草性温入脾，生地、玄参、藕根入肾，山药、沙参、麦门冬、何首乌入肺，乌头、附子、当归入肝，半夏、天南星、薤白、瓜蒌根入心。

花叶类药物，大多轻清上浮，入上焦走表，比如菊花、薄荷、麻黄、紫苏叶、荷花、荷叶等。枝干、表皮类药物也多走表、入六腑，如桂枝、荆芥、桔梗、苏梗、藿香、苇茎等。果实种子类多能入里，补益精气，比如五谷、核桃仁、胡桃仁等。

药物的形状、颜色也与归经有一定关系，带尖刺药物多入肝，比如白蒺藜、皂刺、玫瑰、苍耳子，多能疏通气血，驱风除痹；钩藤状如弯钩，能收敛肝气，安神定惊；丝瓜络、橘络能化痰通络；茅根、苇茎中空，能利湿排尿。丹参、朱砂、代赭石，色赤入心；山药、白及、白果，色白入肺；生地、玄参、磁石入肾；麻黄、青皮、青黛，色青入肝；党参、灶心土、黄芪，色黄入脾。

影响药物归经最主要的因素是其气味。一般情况下，腥味入心，如鱼虾鳖蟹；芳香醒脾，如砂仁、白豆蔻、大料、桂皮；膻味入肝，如食草类动物羊、牛、马、骆驼；腐臭味入肺，如臭豆腐、奶酪、黄酱；臊味入肾，如童便、猪腰子、马尿。

辛辣的药物主入肝、脾、肺，甘淡的入脾、肾、肝，咸鲜的入心、肺、肾，酸涩的入肺、肝、心，焦苦的入心、肾、脾。很多中药经过炮制加工，加强或削弱了本身的性味，也就加强或改变了归经。经过盐渍或盐炒的药物，比如厚朴、黄柏、泽泻、附子等，加强或增加了入心肾的功效。经过酒洗、酒炒的药物，比如柴胡、白芍、当归等，增强了入肝辛散酸收的效果。炒焦的药物，大多改变了原来的性味，比如荆芥炭、茜草炭、棕榈炭、焦三仙等，变成了入心止血、消化积滞的药。醋炙后的药物辛散的效果变得温和，比如香附、柴胡、元胡等。经过蜜炙的药物更能入脾补气、入肾利水，比如炙甘草、炙黄芪、熟地黄等。

煎煮方法、制药剂型也影响药物的归经。许多芳香的药物，比如薄荷、细辛等，久煎就失去了解表开窍的效果。半夏放置久了，散去了辛辣味，入心化痰除痞效果才好。大黄久煎，能入心化瘀血通小便，短时间煎煮，能入大肠通大便。

开水短时间浸泡以后服用，称为饮，能走上焦，清心火，宣肺气，比如桑菊饮、大黄黄连泻心汤。煎煮甚至去滓以后浓缩再煎，能入中下焦，比如小柴胡汤、小建中汤。药物研磨成粗末做散服用，多能健脾燥湿，比如平胃散、参苓白术散。做成蜜丸服用，多能缓补脾气，或利小便，比如人参归脾丸、乌鸡白凤丸。做成膏服，能入心肾，补益精血，比如龟鹿二仙膏、龟板膏。鲜榨果汁能补肺津，如五汁饮、秋梨汁。火炼金丹能补命门之火，如女金丹、小金丹。酒泡药物能舒筋活血，比如虎骨酒、鹿鞭酒。

有道是用药如用兵，掌握了中药的归经，就如同有了精确制导的导弹，使用得当，就能收到简便廉验的效果。比起宁可错杀三千，也不放走一个的霸道用药手段，中医可以说是行王道，中药可以说是仁义之师。

炮　炙

古人直接用火加工食物、药物的方法有很多，不同的方法也有不同的名称。比如说炙，就是把肉放在火上，利用火焰顶端直接接触食物，并且利用其辐射和上炎的热气炙烤，所用的肉一般是鲜肉、生肉。这样在做熟食物的同时，又可以榨出肉里面的油脂和水分。

烤是把食物放在火的外围，利用火的辐射做熟食物，烤的力量要比炙差一点。外出野营，人们围着篝火，烤着手，上面架着全羊，这是炙。现代人混用不分了，烤羊肉串其实就是炙羊肉串，烤鸭其实是炙鸭。只有烤面包片、烤红薯是名副其实的。

如果碰到鲜嫩的肉或者水分不足的干肉，直接用火烤炙就容易丧失食物原味，甚至会做得干涩焦黑，难以下咽。碰到这种情况，古人就用炮的方法。

"炮"是会意字，是指把食物包裹起来放到火里。在这里，"炮"发音同"刨"。

南方菜有个著名的叫花子鸡，就是掏出未煺毛鸡的内脏，放入香料，用湿泥裹上，放在火里烧，等到了泥巴焦干的时候，取出摔开，毛粘在干泥巴上自然褪去，肉烂香熟。现在的锡箔纸包鲈鱼就是炮的遗风。这样做，能够保持食物的本味，使水分不散失。

比如在加工花生、瓜子、栗子的时候，直接在火上或者火边烤炙，火候不够外焦里生，火候大了内外皆焦。直接在铁锅上炒，结果也是如此。所以，古人用炮的方法，就是在铁锅里面放入砂子，再放入花生瓜子栗子，利用砂石传导热量，改变热能的波长频率，使其更有穿透力，这样炒出来的花生瓜子，皮色不变，内仁香脆。

后来这种加工的方法，也就是隔火做熟或榨去水分的方法逐渐得到广泛应用，隔火的介质有泥巴、盐粒、砂石、铜铁等。我们经常吃的葱爆羊肉、宫保鸡丁、铁板烧等，其制作方法在古代都被称作炮，例如炮食（烧烤食物）、炮烀（烧炙）、炮燔（烧烤）、炮豚（烤猪）、炮羊（烤羊）、炮戴（烤熟的肉块）。

在中药的加工上，炮的应用也很广泛，一般都是用急火把生药放在锅里炒，使它焦黄爆裂。这样做的目的，是使药物快速脱水，易于保存；再者，增强药物火热之性；另外，做熟药物易于消化吸收。用慢火或者火的余灰做熟或烘干药物，叫作煨。

陆游在《离家示妻子诗》中写道："儿为检药笼，桂姜手炮煎。"生姜含水多，不易保存，性质属于温。经过切片晒干或者慢火煨制，就成了干姜，性质就变成了辛热。进一步炮制，取砂子置锅内，用武火炒热后，加入干姜片或块，不断翻动，烫至鼓起，表面棕褐色时，取出，筛去砂子，放凉，就做成了炮姜。炮姜比重更小，性质更热，温中散寒的功效更显著。炮姜炮久了，炭化变成黑色，就成了炮姜炭，纯苦无辛，药性也变了，能温阳止血了。《中草辑要》记载："炮则辛苦大热，除胃中冷而守中，炮黑止吐衄诸血……"

类似的还有附子的炮制。有的是用砂炮，取砂子置锅内，用武火炒热后，加入附子片，不断翻动，烫至鼓起并微变色，取出，筛去砂子，放凉。有的是直接火炮，取附子用水洗净，浸泡一夜，除去皮、脐，切片，再用水泡至口尝无麻辣感，取出，用姜汤浸一至三天，捞出蒸熟，再焙至七成干，倒入锅内用武火急炒至烟起微鼓裂，取出，放凉即得。第三种方法就是炮炙了，也就是同时使用炮和炙两种方法。先将已漂净沥干的附子片均匀铺放铁丝筛内，置灶内烘烤，每次烘烤一刻钟左右，取出摊晾，待水分渗出，内外湿度均匀，再烘烤，反复数次，烤至近干时，置烘柜内烘干；再取出，放凉，筛去灰屑即得。

小时候街头有爆米花的，把玉米、糖精放到像炸弹一样的灶膛里面，密封好了，架在小火炉上转着烧，火候到了，就套上纱网放炮启封，轰的一声，蓬松香脆的玉米花就出来了。其实这就是炮的过程，这样做出来的食物入口即化。现在好了，人们可以买一包现成的玉米粒，放在微波炉里面炙烤，用不了几分钟玉米花就做好了。

有些动物药需要做熟以后才能服用，比如穿山甲，水煮穿山甲的鳞片无论如何也没用，所以古人用急火炮制，使它蓬松酥脆，焦黄爆裂，这样再煎煮才能被消化吸收，利于药性发挥。经过炮制的穿山甲就成了炮山甲或山甲珠。类似的还有坚硬的阿胶块，一般用烊化方法处理，放在小碗里面，加入黄酒蒸，稀释软化以后兑入汤药里面服用，费时费力。所以把阿胶块炮制一下，变成蓬松的阿胶珠，可以直接搅拌在汤药里面融化服用。只是炮制以后的阿胶多了点火热之性，似乎不利于阴虚火旺的病症。所以碰上舌头干裂、无苔的病人，我还是让他们用烊化的方法服用，免得偷懒省事，贻误了病情。

自南朝刘宋时雷敩的《雷公炮炙论》行世以来，炮炙、炮制逐渐成为中药加工的代名词。天然的中药经过人工炮炙，更能鲜明个性，抑制毒性，甚至改变性味和归经，顺应人意，能更好地发挥特长，让医生使用起来更加得心应手。同仁堂的著名对联"炮制虽繁，必不敢省人工；品位虽贵，必不敢减物力"，道出了其中真谛，值得我们深思谨行。